T0208636

Robert Kipping

Operation Schulter

Fragen an den Spezialisten

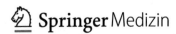

Dr. med. Robert Kipping
Orthopäde und Unfallchirurg
OrthoPraxis
Orthopädische Praxisklinik Gräfelfing
Bahnhofstraße 5
82166 Gräfelfing

Bibliografische Information der Deutschen Bibliothek
Die Deutsche Bibliothek verzeichnet diese Publikation in der Deutschen Nationalbibliografie; detaillierte
bibliografische Daten sind im Internet über http://dnb.ddb.de abrufbar.

Titelbild: © thailoei92/shutterstock
Gestaltung, Satz, Layout, Infografiken: Ute Schneider, www.u-s-design.com, München
Druck: Druckerei Stürtz, Würzburg
Printed in Germany

ISBN 978-3-89935-299-3

Inhalt

Vorwort

Liebe Patientinnen, liebe Patienten, liebe Angehörige,

die Schulter ist in den vergangenen 2 Jahrzehnten aus ihrem Dornröschenschlaf erwacht. Nachdem man Schultererkrankungen lange mit einem gewissen Nihilismus gegenüberstand, haben sich die diagnostischen und therapeutischen Möglichkeiten inzwischen gewaltig verbessert. So ermöglichen die hervorragende Weichteilsonografie und die hinzugetretene Kernspintomografie eine mittlerweile faszinierend detailgenauen Darstellung der anatomischen Strukturen.

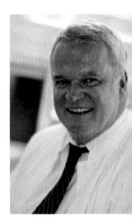

Parallel dazu hat sich die operative Technik weiterentwickelt und erlaubt nun, viele Eingriffe minimalinvasiv oder endoskopisch durchzuführen.

Schließlich hat die Industrie gewaltig investiert und die Entwicklung spezieller Instrumente und immer wieder neuer Implantate vorangetrieben.

Nach der sehr guten Akzeptanz des Buches „Operation Hüfte" aus der gleichen Reihe des Verlags und der Erfahrung, dass meine Patienten sehr von den gebotenen Informationen profitieren konnten und schließlich in der Lage waren, ein Arzt-Patienten-Gespräch „auf Augenhöhe" zu führen, habe ich mich entschlossen, ein weiteres wichtiges Gelenk aus der Sicht des erfahrenen Diagnostikers und Operateurs zu besprechen.

Das vorliegende Buch soll Sie als betroffene Patienten mit den verschiedenen Schultergelenkerkrankungen und ihrer Behandlung vertraut machen, sodass Sie zusammen mit Ihrem Arzt zu einer vernünftigen Therapieentscheidung gelangen können.

Wie schon zuvor gebührt mein Dank dem Springer Medizin Verlag und ganz speziell Frau Herzberg und Frau Dr. Hausmann, die mich hierbei mit hoher Kompetenz und viel Geduld begleitet haben.

Alles Gute wünscht Ihnen

Dr. med. Robert Kipping
Gräfelfing, im März 2016

1 Wie funktioniert ein Schultergelenk?

Das Schultergelenk stellt, wie das Hüftgelenk, ein klassisches Kugelgelenk dar. Im Gegensatz zum Hüftgelenk, das eine sehr innige mechanische knöcherne Führung durch den Hüftkopf in der Hüftpfanne aufweist, fällt beim Schultergelenk das „Missverhältnis" zwischen großem Oberarmkopf und relativ kleiner Schulterpfanne auf. So ist die Gelenkfläche des Oberarmkopfes mit etwa 24 cm² 4-mal größer als die Gelenkfläche der Schulterpfanne mit ca. 6 cm² ! Um dem Oberarmkopf mehr Halt in der Pfanne zu geben, umfasst ein etwa 4 mm dickes und breites, aus kollagenen Fasern bestehendes „Labrum" (Lippe) konzentrisch die Gelenkpfanne. Zusätzlich erweitert wird die Schulterpfanne durch die sogenannte Rotatorenmanschette, eine Platte aus haubenförmig angeordneten Muskeln und Sehnen (**Abb. 1**). Die Gelenkflächen von Oberarmkopf und

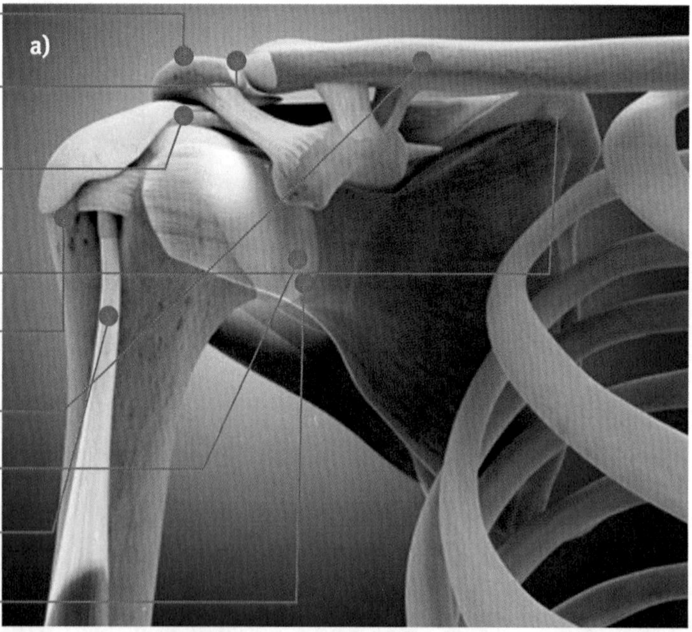

Abb. 1: Anatomie der Schulter.
a: von vorne.
b: von hinten.

Schulterdach

Schultereckgelenk (Acromioclaviculargelenk)

Sehne des Obergrätenmuskels (Teil der Rotatorenmanschette)

Schulterblatt (Scapula)

großer Rollhügel (Tuberculum majus)

Schlüsselbein

Schultergelenkpfanne

lange Bizepssehne

Labrum

a)

© Springer Medizin Verlag GmbH

Gelenkpfanne sind von weißlich glänzendem Knorpel überzogen und werden von einer Kapsel aus Bindegewebe umgeben. Die Innenhaut dieser Kapsel, die sogenannte Gelenkschleimhaut, produziert die Gelenkschmiere.

Die das Schultergelenk umgebenden Muskeln stabilisieren das Gelenk und ermöglichen seine Bewegungen. Diese Beweglichkeit im Schulterhauptgelenk wird durch die gleitende Beweglichkeit des Schulterblatts auf dem Brustkorb noch erheblich erweitert.

Im Rahmen der Jahrtausende währenden Evolution hat sich das Schultergelenk des Menschen durch den Übergang vom Vierfüßler zum aufrechten Gang des Homo erectus allmählich umgebildet und zu einem enormen Gewinn an Bewegungsfreiheit geführt. Um die Welt zu „begreifen" zu können, sind die Ansprüche an die Funktion und Stabilität des Schultergelenkes komplex. Das Verständnis für die verschiedenen orthopädischen Krankheitsbilder ist eng mit diesen anatomischen Besonderheiten verknüpft.

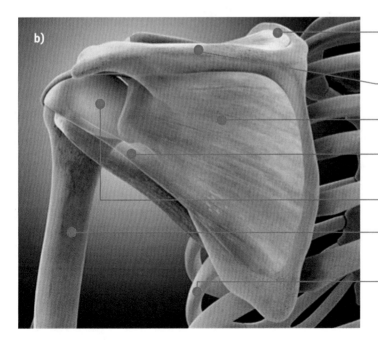

b)

Obergrätenmuskel
(M. supraspinatus)

Schulterblattgräte

Untergrätenmuskel
(M. infraspinatus)

kleiner Rundmuskel
(M. teres minor)

Oberarmkopf

Oberarmknochen
(Humerus)

Rippe

2 Welche Erkrankungen und Verletzungen treten an der Schulter auf?

2.1 Im Kindes- und Jugendalter

Bei Kindern und Jugendlichen herrschen unfallbedingte Verletzungen eindeutig vor. Der unmittelbare Funktionsverlust und die damit verbundenen Schmerzen führen schnell zum Arzt. Neben Knochenbrüchen als Sturzfolge kommen am wachsenden Skelett spezielle Verletzungen der Wachstumsfugen vor. Aufgrund der eminenten Bedeutung für die weitere knöcherne Entwicklung sollte in diesem Fall immer ein Spezialist hinzugezogen werden, um ein Fehlwachstum zu verhindern.

Grundsätzlich gilt: Je jünger der verletzte Patient, umso mehr reparative Möglichkeiten hat der Organismus, um Unfallschäden zu kompensieren. Die Entscheidung darüber, wie therapeutisch vorgegangen werden muss, sollte wieder dem Spezialisten vorbehalten sein.

Anlagebedingte Fehlformen des Schultergelenks bzw. seines Halteapparats können sich im Jugendalter erstmals manifestieren, z. B. durch eine spontane Schulterluxation (Schulterverrenkung). Eine solche „habituelle Schulterluxation" tritt ohne Unfallhergang bei Bagatellbewegungen ein, z. B. im Schlaf beim Umlagern. Besteht eine Instabilität, die nicht muskulär kompensiert werden kann, muss zur Vermeidung von Folgeschäden eine operative Stabilisierung geplant werden, die aber erst nach Abschluss des Skelettwachstums durchgeführt werden sollte.

Auch Tumoren können zu Schmerzen und Entzündungszeichen in der Umgebung des Schultergelenks führen, sind aber zum Glück sehr selten. Die Diagnostik beim Orthopäden (Untersuchung und Röntgenbild) sollte nicht verschleppt werden.

Selten können auch rheumatische Erkrankungen schon im Jugendalter das Schultergelenk betreffen. Typisch sind entzündliche Schwellungen und Ergüsse im Schulterbereich, die in der Sonografie bereits gut erkannt werden können und zusammen mit einer Blutlaboranalyse den Weg zur Diagnose weisen. Im Vordergrund steht dann die Behandlung der rheumatischen Grunderkrankung.

Ebenfalls selten, aber mit dramatischem Verlauf verbunden ist die Säuglingsosteomyelitis. Dabei können Bakterien über die Wachstumsfugen in das Schultergelenk eingeschwemmt werden. Der Krankheitsverlauf ist von hohem Fieber begleitet und erfordert eine unmittelbare Klinikeinweisung mit sofortiger intensiver Therapie.

2.2 Im Erwachsenen- und Seniorenalter

Neben knöchernen Verletzungen treten nun zunehmend Weichteilverletzungen in den Vordergrund. Aufgrund der in Kap.1 beschriebenen geringen knöchernen Führung sind die Kapsel- und Bandstrukturen des Schultergelenks einer besonderen Belastung und damit auch einem erhöhten Verschleiß ausgesetzt.

Im fortgeschrittenen Alter stellen sich in der orthopädischen Sprechstunde die Mehrzahl der Betroffenen mit Verschleißschäden vor. Ganz überwiegend ist hier die Rotatorenmanschette betroffen, die bei 70% der über 70-Jährigen einen nachweisbaren Riss aufweist. Die notwendige Diagnostik umfasst wieder die klinische Untersuchung, das Röntgenbild und die Sonografie (Ultraschalluntersuchung), gegebenenfalls gefolgt von einer kernspintomografischen Untersuchung. Die therapeutischen Konsequenzen sind vielschichtig und durchaus nicht immer operativ, da sehr häufig eine Atrophie (Verkümmerung) der Kapsel-Weichteil-Strukturen vorliegt, die eine operative Rekonstruktion schwierig oder gar unmöglich macht. Wenn konservative Maßnahmen nicht mehr zum Erfolg führen, kommt als Lösung die Implantation einer (inversen) Schulterprothese in Betracht.

WebTipp

Informative Videos zur Anatomie der Schulter sowie zu häufigen Schultererkrankungen und deren Behandlung finden Sie unter **www.vimeo.com/92622943**. Alternativ können Sie mit Ihrem Smartphone den hier abgebildeten QR-Code abscannen.

3 Mit welchen Beschwerden äußern sich Schultererkrankungen?

Hauptsymptom einer Schultererkrankung ist der Schmerz, oft kombiniert mit einer Bewegungseinschränkung. Spontane Schmerzentstehung und ein störender Nachtschmerz deuten auf ein entzündliches Geschehen hin, oft im Bereich der die Schulter umgebenden Schleimbeutel. Typische Kraftminderung bei den klassischen isometrischen Anspannungstests, die der untersuchende Arzt durchführt, leiten den Blick auf Schäden der Muskel-Sehnen-Platte. Bewegungseinschränkungen mit „festem" Anschlag weisen auf eine Arthrose des Hauptgelenks hin. Schmerzen, die durch Überkopftätigkeiten ausgelöst oder verstärkt werden, sind oft Symptom eines krankhaften Prozesses am Schultereckgelenk (**Abb. 2**). Schmerzen mit Allgemeinsymptomatik wie hohem Fieber und Nachtschweiß deuten auf eine infektiöse Ursache hin und müssen stets notfallmäßig abgeklärt werden.

Abb. 2: Oberer Schmerzbogen. Wird der Arm oberhalb der Horizontale geführt, treten Schmerzen im Schultereckgelenk auf.

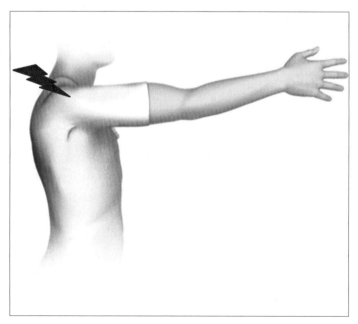

4 An welchen Arzt soll ich mich wenden und welche Untersuchungen sind notwendig?

4.1 Erste Anlaufstelle Hausarzt

Hier können zunächst generelle allgemeinmedizinische Untersuchungen durchgeführt werden. Auch können z. T. „exotische" Ursachen eines Schulterschmerzes wie z. B. eine Gallenblasenerkrankung oder eine Gürtelrose abgegrenzt werden. Über Nervenverschaltungen können dabei die ersten Symptome an der Schulter auftreten. Durch die anatomische Nähe der (linken) Schulter zum Herzen sollten auch kardiale Probleme bis hin zum Herzinfarkt durch ein EKG abgegrenzt werden. Gelegentlich wird der Hausarzt eine Blutuntersuchung veranlassen, die einen entzündlichen Prozess ausschließen kann.

4.2 Anlaufstelle Orthopäde

Die erste und beste Adresse zur Besprechung Ihrer Schulterbeschwerden sollte der niedergelassene Orthopäde sein. Auch einige Kliniken bieten spezielle Schultersprechstunden an, die entsprechend apparativ und personell ausgestattet sind. Eine Vorstellung in der medizinischen Nothilfe der Krankenhäuser ist jedoch oft nicht der richtige Weg, Notfälle natürlich ausgenommen.

Zunächst erfolgt die körperliche Untersuchung und noch einmal die Abgrenzung anderer, in die Schulter ausstrahlender Erkrankungen, allen voran der Halswirbelsäule. Bandscheibenvorfälle oder Nervenwurzelirritationen, die von der Halspartie ausstrahlen (Cervicobrachialgie), können sich lediglich als Schulterschmerz bemerkbar machen.

Seltener, aber gefürchtet ist die sog. Schulteramyotrophie. Dabei handelt es sich um eine neurologische Erkrankung, die durch eine noch ungeklärte Entzündung des Armnervengeflechts hervorgerufen wird. Erstes Symptom ist ein heftiger, reißender Schmerz im Schulter- und Oberarmbereich, der einige Tage anhält. Bewegungen wie das Abspreizen oder Heben des Armes sind erheblich eingeschränkt oder unmöglich. Schnell wird auch eine Verkümmerung (Atrophie) der denervierten Muskulatur sichtbar. Gefühlsstörungen am betroffenen Arm können auftreten, aber auch fehlen. Eine Überweisung zum Neurologen schafft Klarheit.

Ebenso selten, aber nicht mit einer eigentlichen Erkrankung der Schulter zu verwechseln, ist die Polymyalgia (gr./lat. rheumatischer Vielmuskelschmerz). Diese Erkrankung aus dem rheumatischen Formenkreis gehört zu den Vaskulitiden (Gefäßentzündungen) und geht mit akuten Schmerzen der Schulter- und Beckengürtelmuskulatur einher. Hin und wieder sind auch nur beide Schultern betroffen. Sie betrifft überwiegend ältere Menschen. Die Ursache der Erkrankung ist unbekannt, wahrscheinlich handelt es sich um eine Autoimmunerkrankung. Diagnostisch wegweisend ist eine Blutlaboruntersuchung, die eine massive Erhöhung der Entzündungswerte aufdeckt. Dabei fehlt eine Leukozytose (= massive Erhöhung der weißen Blutkörperchen). Die Beschwerden vergehen nahezu schlagartig nach Kortikoidgabe. Die Therapie muss allerdings langfristig fortgesetzt werden.

Schließlich kann bei akut auftretenden Schulter- und Armschmerzen auch einmal eine Herzerkrankung (z. B. akuter Herzinfarkt) ursächlich sein.

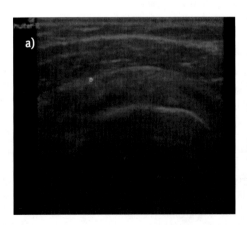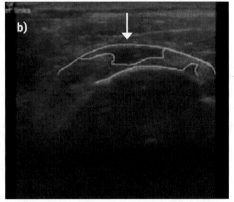

Abb. 3: Rotatorenmanschette (Muskel-Sehnen-Platte) in der sonografischen Untersuchung. **a:** intakt. **b:** Riss der Rotatorenmanschette mit Defektbildungen (Substanz- bzw. Höhenminderung der Sehnenanteile, s. Pfeil).

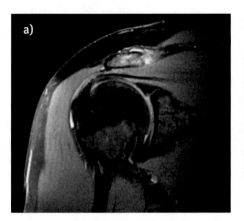
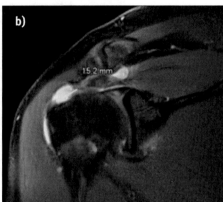

Abb. 4: Kernspintomografisches Bild einer rechten Schulter von vorne. **a:** Normalbefund.
b: Riss der Sehne auf einer Breite von 15,2 mm (gelb markiert).

Nach der körperlichen Untersuchung, die Bewegungsdefizite, Kraftminderungen usw. aufgedeckt hat, ist eine Ultraschalluntersuchung und ggf. eine Röntgenuntersuchung sinnvoll. Gerade die Ultraschalluntersuchung weist eine enorme Sicherheit in der Entdeckung von Schäden der Rotatorenmanschette von weit über 90% auf, ist schnell und ohne Belastung für den Patienten durchführbar und zudem kostengünstig (**Abb. 3**).

Zur noch genaueren Darstellung der Schulterweichteile kommt ergänzend und für spezielle Fragestellungen die Kernspintomografie in Betracht. Hier können sehr genau tiefere Strukturen wie das Labrum, der Knorpelbelag von Oberarmkopf und Gelenkpfanne und z. B. der Verlauf der Bizepssehne und der Zustand der Rotatorenmanschette beurteilt werden (**Abb. 4**). Ihr Orthopäde wird bei Bedarf diese Untersuchung veranlassen, die dann üblicherweise beim Radiologen durchgeführt wird.

5 Wie kann ich mich weiter informieren?

5.1 Information über das Internet und Printmedien

Als erste Anlaufstelle ist die Internetrecherche sicherlich nicht geeignet, denn hier droht schnell Desinformation. Zur Vertiefung des Arztgespräches und der therapeutischen Optionen kann das Internet jedoch hilfreich sein. Mittlerweile bieten spezialisierte Kliniken und Behandlungszentren einen guten Überblick über das Behandlungsrepertoire. Auch viele Implantatehersteller bieten interessierten Patienten weiterführende Informationen zu ihren Produkten. Insgesamt ist es erfreulich, dass der Informationsfluss sehr viel transparenter geworden ist.

Printmedien liegen hin und wieder in Arztpraxen oder den Wartebereichen der Kliniken aus und haben oft pseudoredaktionellen Charakter. Häufig wird ein bestimmter Arzt (nämlich der, der die Anzeige bezahlt hat) und/oder eine Prozedur beworben, ohne einen kritischen Überblick zu gewährleisten.

Ist allerdings der Behandlungspfad besprochen und festgelegt, können OP-Beschreibungen, z. B. der Implantatehersteller, sehr hilfreich sein.

5.2 Empfehlung durch Freunde und Bekannte

Dieser Weg ist sicherlich der am häufigsten eingeschlagene. Man fragt sich im persönlichen Umfeld durch und wird sicherlich rasch jemanden finden, der ähnliche medizinische Probleme hatte oder einen Arzt kennt, der hierbei bereits hilfreich tätig war.

Natürlich kann ein Laie die Behandlungsqualität nicht umfassend beurteilen, aber ein zufriedener Patient darf durchaus seinen Arzt des Vertrauens empfehlen. Persönliche Erfahrungen mit einer medizinischen Therapie sind nicht zu unterschätzen.

6 Welche Behandlungsmöglichkeiten gibt es ohne Operation (konservative Therapie)?

Das Spektrum der Optionen ist sehr weit gefächert und reicht von einfachen Maßnahmen zur allgemeinen Lebensumstellung bzw. Organisation am Arbeitsplatz bis hin zu Injektions- und Infiltrationsbehandlungen. Beispielsweise kann oft durch eine entsprechende ergonomische Umgestaltung eines Büroarbeitsplatzes mit Optimierung der Sitzposition und der PC-Tastatur sowie Ausrüstung mit einer sog.„Ergomaus" eine deutliche Entlastung des Schultergelenks erreicht werden.

Grundsätzlich gilt eine altbewährte Regel auch in der Behandlung von Schultererkrankungen: Konservativ vor operativ – wenig invasiv vor invasiv – gelenkerhaltend vor gelenkersetzend. Ausnahmen sind Notfälle wie Knochenbrüche und akute Verrenkungen, auch in Kombination, bei denen direkt operiert werden muss.

6.1 Physiotherapie

Ein Rotatorenmanschettenriss bei älteren Menschen oder die erste Schulterverrenkung ohne wesentliche Begleitverletzungen kann gut durch Physiotherapie behandelt werden. Auch leichte Impingementsyndrome lassen sich erfolgreich durch eine Wiederherstellung des Muskelgleichgewichts behandeln.

Die Physiotherapie kann durch Methoden der manuellen Therapie und Osteopathie ergänzt werden. Die Behandlung einer Bewegungseinschränkung lässt sich mit einem motorbetriebenen Schulterbewegungsstuhl (z. B. Artromot®, s. Abb. 38, S. 52) unterstützen.

WebTipp

Videos von Übungen bei häufigen Schultererkrankungen finden Sie in YouTube, z.B. von www.impuls-physio.de/.

6.2 Physikalische Therapie und Akupunktur

Bei akuten Entzündungen, z. B. im Rahmen einer aktivierten Arthrose, ist die Kältebehandlung (Kryotherapie) eine gute Ergänzung der Übungsbehandlung. Sie wirkt schmerzlindernd, indem sie den Muskeltonus verringert und die Schmerzschwelle erhöht.

Nach Abklingen der akuten Beschwerden kann eine Wärmebehandlung (Thermotherapie) über eine Durchblutungssteigerung und Muskelentspannung zur Schmerzlinderung führen. Die Elektrotherapie wirkt über die Erwärmung tieferer Gewebeschichten durch den hochfrequenten Strom ähnlich. Therapeutischer (nicht diagnostischer!) Ultraschall wirkt über eine Gewebeauflockerung unterstützend bei der Mobilisation des erkrankten Gelenks.

Schließlich ist die Akupunktur ein mittlerweile akzeptiertes Verfahren der Arthrosetherapie und wird zunehmend auch von den gesetzlichen Krankenkassen übernommen.

6.3 Medikamentöse Therapie

Parallel zur konservativen Therapie werden in der Regel schmerzlindernde und entzündungshemmende Medikamente gegeben. Dadurch soll die krankengymnastische Übungsbehandlung erst ermöglicht werden, denn keinem Betroffenen ist zumutbar, ständig gegen Schmerzen „anzuüben".

Bewährt haben sich hierbei die sog. nicht-steroidalen Antirheumatika (NSAR). Bekannte Präparate sind Ibuprofen und Diclofenac. Zu beachten sind hier Unverträglichkeiten im Magen-Darm-Bereich, Herzerkrankungen und Asthma bronchiale. Zum „Magenschutz" werden diese Präparate oft mit einem Säurehemmer (z. B. Omeprazol) kombiniert. Bei eingeschränkter Nierenfunktion muss der Einsatz solcher Mittel kritisch überprüft werden und ggf. auf Ersatzpräparate wie Novalgin oder Paracetamol ausgewichen werden.

Leider tummeln sich auf dem Pharmamarkt viele Anbieter, die das Unmögliche versprechen, nämlich ein Aufhalten oder Rückgängigmachen der Alterungserscheinungen eines Gelenks. Hier ist Vorsicht geboten, denn durch wissenschaftlich fundierte Studien ließ sich die Wirksamkeit der angebotenen „Pillen" bislang nicht belegen.

Als einzige Ausnahme mit einigermaßen belastbaren wissenschaftlichen Daten zur Wirksamkeit kommt derzeit als medikamentöse Begleittherapie der Schultergelenkarthrose eine intraartikuläre Hyaluronsäuretherapie in Betracht. Zum einen wird durch das direkte Einbringen des Medikaments in den Gelenkraum die zerstörende Magenpassage vermieden, und zum anderen können hohe Wirkspiegel am gewünschten Ort erreicht werden (z. B. Suplasyn®). Oft wird dieses Präparat mit einem Kortikoid (z. B. Triamcinolon) vermischt, um eine zusätzliche starke Entzündungshemmung im Gelenk zu erreichen. Wesentliche Grundvorausetzung für eine Gelenkspritze ist das absolut sterile Vorgehen. Der Injektionsbereich muss desinfiziert werden, der Arzt sollte Handschuhe und einen Mundschutz tragen. Das Medikament wird auf der Rückseite des Schultergelenks schmerzarm in den Raum zwischen Schulterdach und Oberarmkopf gespritzt. (**Abb. 5**).

Typisch für degenerative Prozesse ist das langsame, z. T. aber auch schubweise Voranschreiten der Erkrankung. Irgendwann ist der Leidensdruck durch die funktionellen Einschränkungen und die Schmerzen aber so hoch, dass eine Operation in Betracht gezogen wird (**Abb. 6**).

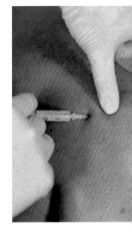

Abb. 5:
Gelenkinjektion, z. B. von Hyaluronsäure, unter streng sterilen Bedingungen.

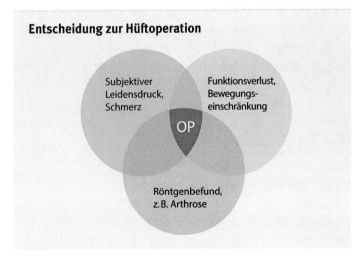

Entscheidung zur Hüftoperation

Subjektiver Leidensdruck, Schmerz

Funktionsverlust, Bewegungseinschränkung

OP

Röntgenbefund, z. B. Arthrose

Abb. 6:
Schnittmengenmodell, nach dem die Entscheidung zur OP ermittelt wird.

7 Wie werden die einzelnen Schultererkrankungen operativ behandelt?

7.1 Minimalinvasive Eingriffe (z. B. bei Schleimbeutelentzündung, Kalkschulter, Impingement)

Die Schultergelenkarthroskopie (von gr. „arthros" = Gelenk und „skopein" = schauen) stellt mittlerweile ein etabliertes minimalinvasives Verfahren der orthopädischen Chirurgie dar und ist fest im Behandlungskonzept eines schulterchirurgisch tätigen Orthopäden verankert. Minimalinvasiv bedeutet, daß möglichst kleine Schnitte mit wenig Weichteilverletzung gemacht werden.

In Narkose wird der Patient in sitzender oder seitlich liegender Position gelagert, und das Schultergelenk wird meist mit wässriger Lösung gefüllt. Dann wird über einen kleinen rückseitigen Schnitt eine Kamera in das Gelenk eingeführt, deren Bild auf einen Monitor übertragen wird. Über weitere Zugänge können Operationsinstrumente eingeführt und unter Sicht verwendet werden.

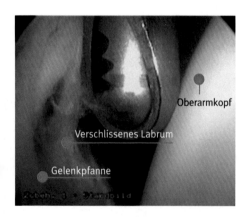

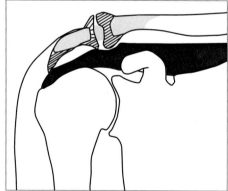

Abb. 7: „Shaving" des Labrums. Man sieht das in den Gelenkspalt eingebrachte Instrument. Der Shaver kann mit einer kleinen Fräse verschlissenes Gewebe entfernen.

Abb. 8: Schemazeichnung Schultereckgelenkarthrose mit schraffiert eingezeichneter „Dekompressions-OP". Es wird Platz für die Muskel-Sehnen-Platte geschaffen.

Das Anwendungsspektrum reicht von lediglich diagnostischen Spiegelungen, bei denen evtl. nur eine Schleimhautbiopsie zur Gewebeanalyse genommen wird, bis hin zu aufwändigen rekonstruktiven Verfahren zur Naht einer gerissenen Rotatorenmanschette oder einer Stabilisierungs-OP nach einer Schulterluxation. Auch können Knorpelglättungen vorgenommen (**Abb. 7**) und freie Gelenkkörper entfernt werden. Knöcherne Eingriffe mit Abfräsung einer störenden Schultereckgelenkarthrose oder Dekompressionsmaßnahmen bei Impingementsyndrom (**Abb. 8**) sind arthroskopisch ebenso möglich wie die Entfernung eines entzündeten Schleimbeutels oder störender Kalkablagerungen (**Abb. 9**).

Eine Schleimbeutelentzündung (Bursitis) ist sehr häufig. Oft ist sie mit Erkrankungen der Muskel-Sehnen-Platte kombiniert, tritt aber auch alleine auf. Auch im Rahmen einer Erkrankung aus dem rheumatischen Formenkreis (z. B. chronische Polyarthritis) schwellen die Schleimbeutel an und erzeugen eine oft bereits mit dem bloßen Auge erkennbare Vorwölbung über der betroffenen Schulter.

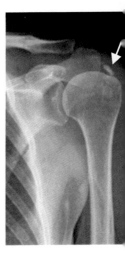

Abb. 9: Röntgenbild einer Kalkschulter (Kalkdepot durch Pfeil markiert).

Die Therapie ist teils symptomatisch mit Ergusspunktion, evtl. in Kombination mit Infiltration eines stark entzündungshemmenden Präparates (Kortison), teils an der Therapie der Grunderkrankung (z. B. Rheuma) orientiert. Bei Versagen dieser Maßnahmen ist evtl. die operative Entfernung des chronisch entzündeten Schleimbeutels (Bursektomie) erforderlich.

Es wird aber auch eine „trockene" Verlaufsform der Bursitis beobachtet, die zu einem raschen Funktionsverlust mit stärksten Schmerzen führt („Frozen shoulder" = eingefrorene Schulter). Die betroffenen Patienten haben einen massiven Leidensdruck; selbst die bloße Berührung der Schulter wird nicht mehr toleriert. Die Schulter wird rasch bewegungseingeschränkt und steift zusehends ein. Hier helfen nur die medikamentöse Soforttherapie mit Einspritzung von lokalen Betäubungsmitteln und einem Kortisonpräparat, evtl. kombiniert mit einem systemisch wirkenden Schmerzmittel, und die physiotherapeutische Behandlung. Später lassen die Schmerzen nach, es verbleibt aber häufiger eine mehr oder weniger stark ausgeprägte Bewegungseinschränkung der Schulter. Falls sich diese nicht konservativ mittels Physiotherapie beheben lässt, muss die Schulter in Narkose mobilisiert werden.

7.2 Bakterielle Infektion der Schulter

Eine eitrige Schultergelenkentzündung ist fast immer Folge einer äußeren Keimeinschwemmung ins Gelenk, sei es über eine Hautverletzung auf dem Wege der Durchwanderung des Gewebes oder über eine diagnostische oder therapeutische Punktion/Infiltration des Schultergelenks. Auch nach einem operativen Eingriff kann eine Infektion auftreten. Selten ist im Körper ein bakterieller Streuherd (Zähne etc.) vorhanden, über den die Keime in die Blutbahn gelangen und das Gelenk infizieren können. Kennzeichnend sind ein zunehmender Schmerz, Rötung und Schwellung der Schulter sowie Allgemeinsymptome wie Temperaturerhöhung, Nachtschweiß und Schüttelfrost.

Die klinische Untersuchung und die Blutlaboranalyse weisen den diagnostischen Weg.

Sofortiges Handeln und eine Klinikeinweisung sind notwendig. In aller Regel muss das Schultergelenk sofort eröffnet und gespült werden, zusätzlich ist die Gabe von Antibiotika nötig.

7.3 Rotatorenmanschettenriss und Bizepssehnenriss

Rotatorenmanschettenriss

„Eine gesunde Sehne reißt nicht!" Dieser pathologisch-anatomische Grundsatz gilt insbesondere für die Rotatorenmanschette. Neben sehr seltenen Unfallmechanismen (< 5%) liegt einem Schaden der Rotatorenmanschette nahezu immer ein Engpasssyndrom der Muskel-Sehnen-Platte zwischen Oberarmkopf und Schulterdach als Verschleißursache zugrunde.

Man unterscheidet anatomische und funktionelle Gründe für einen Rotatorenmanschettenriss. Klinisch bedeutsam sind:

>> anlagebedingte (angeborene) hakenförmige Konfigurationen des Schulterdaches.

>> Arthrose (Verschleiß) des Schultereckgelenks mit Knochenspornbildung, die auf die Rotatorenmanschette einwirkt.

>> chronische Entzündungen der Schulterweichteile, die zu einer Volumenzunahme unter dem Schulterdach führen. Hierzu zählen auch die „Kalkschulter" und rheumatische Prozesse.

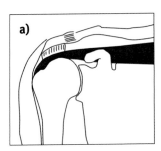
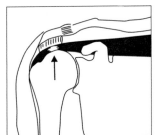
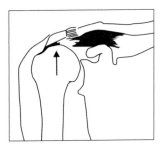

a)

Abb. 10: Rotatorenmanschettenriss.
a: schematische Darstellung (oben). Die Sehne (rot) wird langsam zerrieben und reißt
schließlich (Pfeil). Dadurch rückt der Oberarmkopf nach oben.
b: anatomisches Bild (links). Die Sehne reißt am Punkt der größten Krafteinleitung (Pfeil).
c: arthroskopisches Bild (rechts). Der Pfeil zeigt die Risskante der Rotatorenmanschette.
Der Blick fällt durch den breit klaffenden Defekt direkt auf die sonst nicht sichtbare
Unterfläche des Schulterdaches.

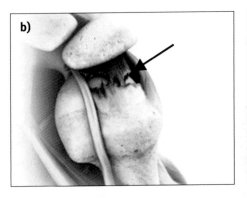
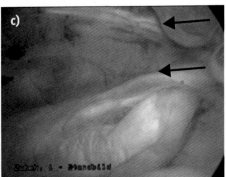

b)

c)

》 Folgen von (knöchernen) Verletzungen der Schulter, z. B. unter Fehl-
stellung mit Hochstand verheilte Oberarmkopfbrüche, Schulterluxa-
tionen mit Zerreißung der überdehnten Rotatorenmanschette.

Allen gemeinsam ist die Druckzunahme mit Schädigung der Rotatorenmanschette unter dem Schulterdach. Die Sehne wird gewisserma-
ßen langsam „zerrieben" und reißt schließlich (**Abb. 10**). Die Therapie
muss sich an der zugrunde liegenden Störung orientieren.

Während im jüngeren Lebensalter der Verschleißprozeß grundsätzlich noch reversibel ist, sind diese Kompensationsmöglichkeiten ab dem 40. Lebensjahr zunehmend erschöpft. Statistisch weisen 70% der über 70-Jährigen einen Riss der Rotatorenmanschette auf. Viele von ihnen haben aber dennoch keine wesentlichen Schulterprobleme, da der darüberliegende Deltamuskel kompensatorisch die Funktion übernimmt.

Gesunde oder degenerativ vorgeschädigte Sehne?

Die kompletten Sehnenrisse werden in akut unfallbedingte bei gesunder Sehne und degenerativ spontane Risse bei vorgeschädigter Sehne unterteilt. Auch in der Folge einer Schulterluxation kann eine Sehne reißen. Die akuten Ereignisse stellen im Allgemeinen eine klare Indikation zur OP dar. Bei degenerativen Rissen, welche die große Mehrheit darstellen, ist zunächst eine ernsthafte konservative Therapie über mehrere Wochen gerechtfertigt. Dann muss erneut geprüft werden, wie sich Funktionsverlust, (Nacht-)Schmerz und Beweglichkeit auswirken, und eine sekundäre Entscheidung zur OP kann fallen.

Die genauere Analyse zeigt aber, dass nur etwa 50% der Rotatorenmanschettenverletzungen befriedigend konservativ ausgeheilt werden können. Dabei handelt es sich in erster Linie um inkomplette Risse der Sehnenplatte, die eher im vorderen Bereich der Schulter liegen.

Die Entscheidung zum therapeutischen Vorgehen wird durch zwei scheinbar widersprüchliche Thesen erschwert. Zum einen bestehen ja bekanntlich häufig Sehnenrisse, die wenig oder gar keine Beschwerden verursachen, zum anderen droht die Entwicklung einer sehr schmerzhaften Defektarthropathie mit ausgedehnten operativen Konsequenzen. Darunter versteht man das komplexe Krankheitsbild einer arthrotisch verschlissenen Schulter zusammen mit einem ausgedehnten Defekt

Wichtig

Bei jedem Schulterschmerz, der länger als 6 Wochen dauert, sollten Sie eine Ultraschalldiagnostik beim Orthopäden durchführen lassen. Die Untersuchung geht schnell und ist kostengünstig.

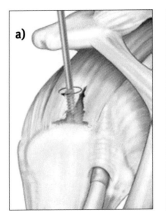
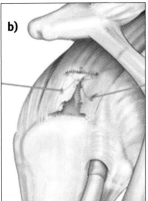
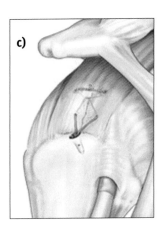

Abb. 11: Rekonstruktion der Rotatorenmanschette. **a:** Eindrehen des Titanfadenankers. **b:** Legen der Fäden. **c:** Verknoten der Fäden. Die Naht wird wie beim Schnürsenkel eines Schuhs zusammengezogen.

der Muskel-Sehnen-Platte. Der Oberarmkopf tritt nach oben unter das Schulterdach, und die Mechanik des Schultergelenks ist nachhaltig gestört. Ein häufiges Symptom ist die schmerzhafte Abspreizbehinderung des Schultergelenks und die Klage über nächtliche Schulterschmerzen (**s. Abb. 16**). Diese Situation, die dann oft nur noch durch die Implantation einer inversen Schulterprothese zu behandeln ist, gilt es wenn irgend möglich zu vermeiden.

Operatives Vorgehen

Nach genauer Analyse des Ausmaßes des Risses und der Beschaffenheit der gerissenen Muskel- Sehnenplatte (Sonografie, Kernspintomografie) kann entweder arthroskopisch oder offen eine Rekonstruktion durchgeführt werden. Die Befestigung der Sehne am Knochen stellt eine technische Herausforderung dar, da die Zugkräfte enorm sind und die Verankerungsfläche relativ klein ist. Daher wird in der Regel ein Fadenanker aus Titan verwendet, der eine hohe Ausreißfestigkeit aufweist (**Abb. 11**). Bei länger zurückliegenden Rissen kann die Manschette weit unter das Schulterdach zurückgerutscht sein und muss dann mühsam zurückgeholt werden.

Leider gelingt das nicht in jedem Fall; Risse mit einer Längsausdehnung von über 3 cm sind schwierig oder gar nicht mehr rekonstruierbar. Darüber hinaus limitiert die biologische Qualität der Sehne die Befestigungsmöglichkeiten. Bei nicht mehr rekonstruierbaren Defekten und entsprechendem Beschwerdebild hat sich als Konzept der Versorgung die inverse Schulterprothese (s. **Abb. 32**) etabliert.

Bizepssehnenriss

Funktionell ist die Bizepssehne („zweiköpfige Sehne") als Teil der Rotatorenmanschette zu verstehen. Risse der Bizepssehne bei über 40-Jährigen stehen dabei grundsätzlich im Zusammenhang mit Schädigungen der Rotatorenmanschette und geschehen schon bei Bagatellbewegungen oder kurzzeitigen Kraftanstrengungen. Die Sehne hat dann immer einen Vorschaden.

Klinisch ist ein Riss sehr eindrucksvoll am herabhängenden Bauch des Bizeps, verstärkt durch eine Anspannung, zu sehen (**Abb. 12**). Es reißt stets der durch das Gelenk über den Oberarmkopf ziehende Kopf des Bizeps.

Jenseits des 5. Dezenniums ist eine operative Rekonstruktion meist nicht mehr sinnvoll, da der resultierende Funktionsausfall mit Kraftminderung gering ist und in der Regel nach einigen Wochen kompensiert wird.

7.4 Impingementsyndrom

Hierunter versteht man eine Vielzahl anatomisch bedingter oder funktionell verursachter Engpasssyndrome der Weichteile zwischen Schulterdach und Oberarmkopf (s. **Kap. 7.1**).

Der Platz zwischen Oberarmkopf mit der aufgelagerten Rotatorenmanschette auf der einen Seite und der Unterfläche des Schulterdaches auf der anderen Seite wird enger, die Weichteilstrukturen kommen unter Druck und klemmen ein (engl. impinge).

Wie auch für die Schäden der Rotatorenmanschette gilt: Die Ursache muss analysiert und dann möglichst behoben werden.

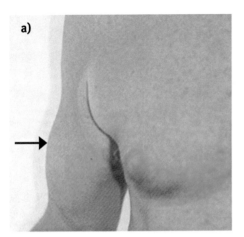

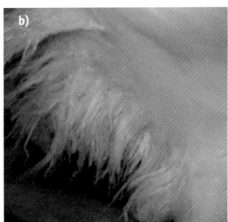

Abb. 12: Riss der langen Bizepssehne. **a:** atypisch zum Ellbogen hin verlagerter Muskel-bauch (Pfeil). **b:** Bild der gerissenen Sehne bei der Schulterspiegelungsoperation.

7.5 Schultereckgelenkarthrose

Zunächst ist es wichtig zu wissen, dass der Mensch insgesamt 4 Schul-tergelenke hat, jeweils 2 auf jeder Seite. Gemeinhin wird das große Gelenk von Oberarmkopf und Schulterpfanne als eigentliches Schul-tergelenk bezeichnet. Daneben findet sich jedoch noch das Schulter-eckgelenk zwischen Schlüsselbein und Schulterdach. Es handelt sich um ein relativ straffes Gelenk ohne viel Gelenkbeweglichkeit. Über die Schlüsselbeine und das Schultereckgelenk wird der Schultergürtel wie durch einer Speiche am Brustkorb abgestützt.

Einen Verschleiß erleidet das Schultereckgelenk bei Unfällen, die zu einer Instabilität oder einer knöchernen Verletzung des Gelenkes führen. Auch können spezielle Arbeitsbelastungen (Überkopfarbeiten wie z. B. beim Elektriker oder Stuckateur) oder sportliche Aktivitäten (Ringen, Bodybuilding) schon bei relativ jungen Menschen einen degenerativen Schaden auslösen.

Letztendlich entwickeln sich die Schmerzen und die Symptome eines Impingementsyndroms. Die betroffenen Patienten leiden unter einem sog. „oberen Schmerzbogen" (s. **Abb. 2**).

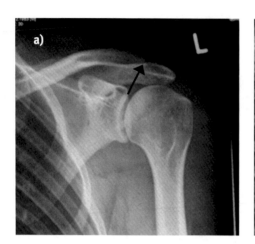
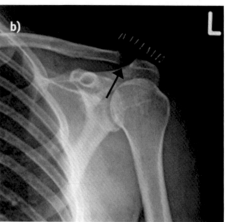

Abb. 13: Schultereckgelenkarthrose. **a:** vor OP. Die beteiligten Knochen von Schlüsselbein und Schulterdach „reiben" aneinander (Pfeil). **b:** nach OP. Durch Entfernen einer kleinen Knochenscheibe ist operativ Platz geschaffen worden (Pfeil). Das „Reibephänomen" wurde beseitigt. Mit abgebildet sind die Klammern zum Hautverschluss.

Die knappe (weniger als 1 cm messende) Entfernung des äußeren Schlüsselbeinendes geht ohne erkennbare funktionelle Einbußen einher (**Abb. 13**). Die Kraftentwicklung des Armes im Schultergelenk ist ebenso wenig wie die Beweglichkeit beeinträchtigt. Es entwickelt sich eine straffe Narbe im Gelenk.

Dieser Eingriff kann je nach persönlichen Voraussetzungen ambulant oder kurzstationär erfolgen. Die Vollbelastung der operierten Schulter ist üblicherweise nach etwa 6 Wochen erreicht.

7.6 Schulter(haupt)gelenkarthrose und Rheumatoide Arthritis

Der Verschleiß des Schultergelenks wird in aller Regel sehr viel später als z. B. der des Hüft- oder Kniegelenks als einschränkend und schmerzhaft registriert, da es sich nicht um ein „tragendes" Körpergelenk handelt, das einer statischen Belastung unterliegt (**Abb. 14**).

© DePuy

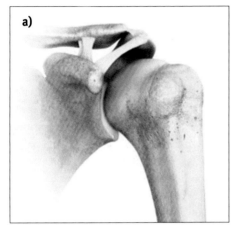
a)

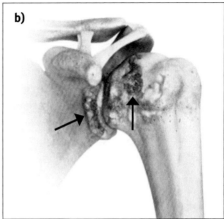
b)

Abb. 14: Schultergelenkanatomie. **a:** Normalbefund. **b:** Schulterhauptgelenkarthrose. Unregelmäßig begrenzte knöcherne Gelenkanteile und leistenartige Knochenanbauten (Pfeile) an Kopf und Pfanne; der Knorpel fehlt bereits an einigen Stellen.

Typisches Zeichen eines Schultergelenkverschleißes ist die schmerzhafte Bewegungseinschränkung, insbesondere bei einer Abspreiz- und Überkopfbewegung. Das Röntgenbild deckt das Ausmaß des Schadens auf und kann, ggf. ergänzt durch Computertomografie oder Kernspintomografie, den Weg zu therapeutischen Konsequenzen weisen (**Abb. 15**).

Grundsätzlich verläuft die Arthrose des Schultergelenks nach den gleichen Gesetzmäßigkeiten wie die Knie- oder Hüftgelenkarthrose (**s. Kasten S. 33**).

Im fortgeschrittenen Alter sind die verschleißbedingten Veränderungen meist nicht mehr nur auf das eigentliche Gelenk und die knöchernen Strukturen begrenzt, sondern erfassen auch die umgebenden Weichteilstrukturen wie Kapsel und Muskel-Sehnen-Platte.

Das Vollbild des Verschleißes stellt die Defektarthropathie dar. Hierbei kommt es neben der arthrotischen Verformung der Gelenkpartner zu einem Hochstand des Oberarmkopfes durch die Zerstörung der Rotatorenmanschette mit Kontaktaufnahme des Oberarmkopfes mit dem Schulterdach (**Abb. 16**).

Die Folge ist ein deutlicher Kraftverlust des Arms im Schultergelenk sowie eine erhebliche Bewegungseinschränkung bei der Abspreizung und Außenrotation. Dadurch kann, insbesondere bei beidseitigem Auftreten, die Durchführung der Körperhygiene (Toilettengang, Waschen, Zähneputzen oder Haarekämmen) erschwert oder gar unmöglich sein. Häufig treten durch die begleitenden entzündlichen Veränderungen noch Schmerzen, auch nachts und in Ruhe, hinzu. Therapeutisch kommt lediglich die Implantation einer inversen Schulterprothese in Betracht.

Ähnlich verläuft die Beteiligung der Schulter bei der rheumatoiden Arthritis. Auf dem Wege chronisch entzündlicher Prozesse werden Knorpel, Knochen und umgebende Weichteile zerstört und erleiden einen entsprechenden Funktionsverlust.

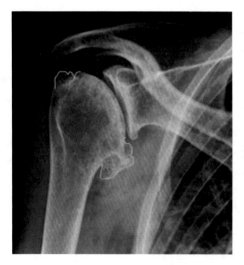

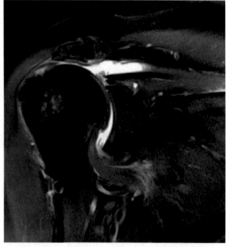

Abb. 15: Schulterhauptgelenkarthrose im Röntgenbild. Die arthrosebedingten Knochenanbauten (grün markiert) führen zu einer mechanischen Bewegungseinschränkung und Schmerzen.

Abb. 16: Oberarmkopfhochstand bei Defektarthropathie. Der Oberarmkopf stößt an die Unterfläche des Schulterdachs, weil die dazwischenliegende Rotatorenmanschette und der Schleimbeutel vollständig zerstört sind.

Stadien der Schulterarthrose

Grad 1	– intakter Knorpel, noch glatte Oberfläche – Verlust von Elastizität und Erholungsfähigkeit des Knorpels
Grad 2	– Verlust von Elastizität und Erholungsfähigkeit des Knorpels – Oberfläche aufgeraut, feine Rillen
Grad 3	– deutlicher Knorpelabrieb – Krater bis fast auf den Knochen
Grad 4	– vollständiger Verlust des Knorpels – freiliegender Knochen – Kongruenzverlust – knöcherne bewegungsbehindernde Anbauten (s. Abb. 15, grün markiert)

7.7 Oberarmkopfbruch, Verrenkungsbrüche, Abrissbrüche des großen Rollhügels

Die Brüche des körpernahen Oberarms machen etwa 5% aller Brüche im Arm- oder Beinbereich aus. Vor allem ältere Patienten sind wegen der eminenten Sturzneigung in Kombination mit einer osteoporotischen Schwächung des Knochens (Kalksalzminderung) gefährdet. Glücklicherweise kann die Mehrzahl dieser Brüche konservativ, also ohne Operation ausgeheilt werden, da sie nicht wesentlich verschoben sind und ausreichende Stabilität besitzen (**Abb. 17**).

Operativ können diese Brüche sehr schön mithilfe von Titanplättchen stabilisiert werden (**Abb. 18**). Daneben kommen auch Oberarmnägel zur Anwendung, die die Bruchstücke über den Markraum des Oberarmknochens schienen (**Abb. 19**). Einzelne Bruchstücke können zusätzlich mit Schrauben befestigt werden. In der Regel folgt sofort die krankengymnastische Behandlung der betroffenen Schulter, sodass eine längere Ruhigstellung vermieden wird, was dem modernen Konzept der orthopädischen Unfallchirurgie entspricht.

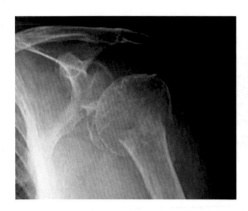
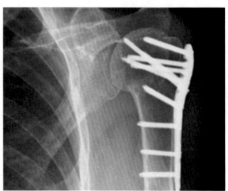

Abb. 17 (links): Unfallröntgenbild eines eingestauchten Oberarmkopfbruches. Man sieht deutlich den Verlauf der Bruchlinie (Pfeil). Hier kann in einigen Fällen auch erfolgreich konservativ (also ohne OP) behandelt werden.
Abb. 18 (rechts): Typische operative Versorgung einer Oberarmkopfbruches mit einer speziellen Platte (Philosplatte). Die Platte kann später wieder entfernt werden, falls sie stört.

Mehrfragmentbrüche (**Abb.** 20) und Verrenkungsbrüche, bei denen neben dem Bruch des Knochens der Oberarmkopf aus der Pfanne herausgesprungen ist (**Abb.** 21), müssen immer operiert werden.

Abb. 19:
Kindliche Oberarm-
fraktur, operativ
mit Marknägeln
versorgt.

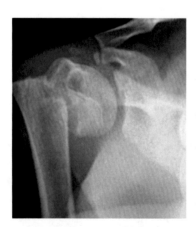
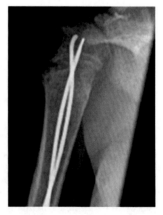

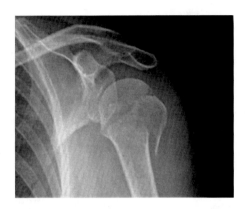
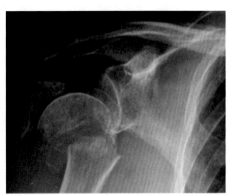

Abb. 20 (links): Unfallröntgenbild eines Mehrfragmentbruches des Oberarmkopfes. Hier muss immer operiert werden.
Abb. 21 (rechts): Verrenkungsbruch des Oberarmkopfes. Neben dem Bruch rutscht der Oberarmkopf aus der Pfanne. Auch hier sollte operativ vorgegangen werden.

Abrissbrüche des großen Rollhügels müssen genauestens untersucht und ggf. operativ refixiert werden, da sie zu einem Hochstand und dadurch zu einem Impingementsyndrom führen können.

Falls ein Implantat stört, muss es entfernt werden.

Hin und wieder lassen sich die Fragmente nicht mehr befriedigend rekonstruieren, sodass mittlerweile in zunehmendem Maße sofort oder etwas zeitversetzt eine Frakturprothese zum Einsatz kommt.

7.8 Schultereckgelenksprengung

Bei einem Sturz auf den ausgestreckten Arm kann es zu einer Sprengung der Bänder kommen, die das Schlüsselbein im Gelenk mit dem Schulterdach fixieren. Bei der Untersuchung kann dann das federnde Schlüsselbein wie eine Klaviertaste heruntergedrückt werden („Klaviertastenphänomen", s. Pfeil in **Abb. 22a**).

Vollständige Sprengungen werden bei jüngeren Erwachsenen operativ versorgt. Leichtere Zerrungen können im stabilisierenden Verband und mit nachfolgender Physiotherapie ausgeheilt werden.

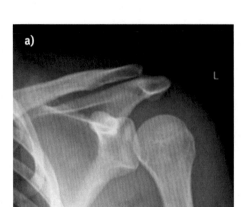 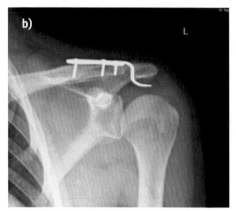

Abb. 22: Schultereckgelenksprengung. **a:** Klaviertastenphänomen. **b:** operative Versorgung mit einer Hakenplatte. Das Schlüsselbein liegt wieder in seinem „Lager", und die zerrissenen Bänder können heilen.

7.9 Schlüsselbeinbruch

Ein Sturz auf den gestreckten Arm kann zu einem Bruch des Schlüsselbeins führen. Unfälle beim Rad- oder Skifahren sind häufig die Ursache. Wenn die Knochenfragmente Kontakt haben, ist oft eine konservative Therapie möglich. Anders gelagerte Fälle sowie Kombinationsverletzungen mit Sprengung des Schultereckgelenks sollten operiert werden.

Zur Verbindung der Fragmente werden üblicherweise Platten gewählt, die sich in Form von Rekonstruktionsplatten sehr gut dem geschwungenen Knochen anlegen lassen. Aus Titanlegierung gefertigt, sind sie sehr gut verträglich, eine Entfernung ist bei störendem bzw. unter der Haut tastbarem Implantat notwendig.

Bei einfachen Frakturen kommen minimalinvasiv über das Brustbein-Schlüsselbein-Gelenk eingeführte kleine Schienungsdrähte (Prevot-Nägel) zum Einsatz.

Die früher häufige konservative Frakturbehandlung mit einem Rucksackverband wird nur noch in Ausnahmefällen, überwiegend bei Jugendlichen am wachsenden Skelett angewandt.

7.10 Schulterblattbruch

Schulterblattbrüche sind sehr selten und oft kombiniert mit anderen Verletzungen (**Abb. 24**). Nur bei Beteiligung der Schultergelenkpfanne (**Abb. 25**) sollten sie operiert werden, um eine Arthrose des Gelenks zu verhindern. Viele Fälle können aufgrund der guten Weichteildeckung und Heilungstendenz konservativ ohne OP ausgeheilt werden.

7.11 Schulterluxation (-verrenkung)

Die Schulterluxation, also das „Herausspringen" des Oberarmkopfes aus der Pfanne, stellt eine der häufigsten Schultererkrankungen dar. Etwa 1,7% der Gesamtbevölkerung sind betroffen; in fast allen Fällen (95%) rutscht der Kopf nach vorne/unten aus der Schulter heraus. Mit Ausnahme der anlagebedingten („habituellen") Schulterluxation handelt es sich, zumindest bei der Erstluxation, immer um ein sehr drastisches und schmerzhaftes Ereignis, das eine sofortige Reposition (Einrenkung) nach

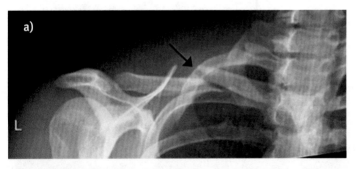

a)

L

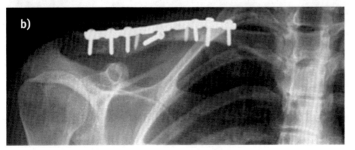

b)

Abb. 23: Schlüsselbeinbruch.
a: Der Bruch erfolgt an typischer Stelle (Pfeil).
b: Die Platte stabilisiert den Bruch.

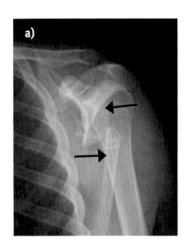
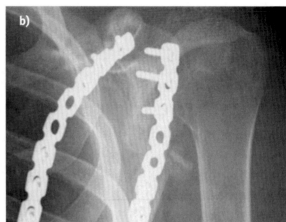

Abb. 24: Schulterblattbruch. **a:** Unfallbild mit den beiden verschobenen Knochenstücken (Pfeile). **b:** operativ versorgt mit zwei Plättchen.

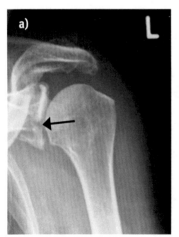
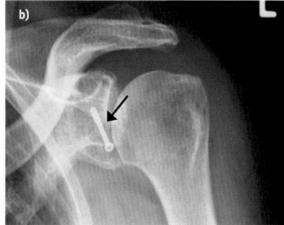

Abb. 25: Abrissbruch des unteren Pfannenrandes (Bankart-Fraktur). **a:** deutlich erkennbarer Spalt (Pfeil) nach Abriss des unteren Pfannenrandes. **b:** Der Bruch wurde verschraubt (s. Pfeil). Wichtig ist hierbei, dass die Gelenkfläche der Schulterpfanne möglichst wiederhergestellt wird. Die Schraube kann in der Regel belassen werden.

sich ziehen sollte. Diese Einrenkung muss im Notfall auch durch Laien vorgenommen werden (z. B. Methode n. Kocher).

Bei maximaler Außenrotation und Abspreizung des Armes („Speerwerferposition") wird auch ein gesundes Schultergelenk funktionell instabil. Trifft auf ein Schultergelenk in dieser Stellung eine große Kraft, kann es zur Luxation kommen (**Abb. 26**). Häufig liegen Begleitverletzungen am Pfannenrand (**Abb. 27**) sowie am Oberarmkopf vor, die ebenfalls behandelt werden müssen.

Sehr viel seltenere Ereignisse stellen die hintere und die multidirektionale Schulterinstabilität und -luxation dar.

Eine stabilisierende OP ist in der Regel angezeigt, wenn mindestens 3-mal eine Verrenkung stattgefunden hat und eine intensive, gezielte Krankengymnastik erfolglos war, also keine muskuläre Stabilisierung erreicht werden konnte. Wesentlich ist, dass tatsächlich Beschwerden bestehen und die Beweglichkeit eingeschränkt ist.

Der Operateur muss sich an den anatomischen Gegebenheiten und ggf. dem Verletzungsmuster orientieren. Durch Kombination

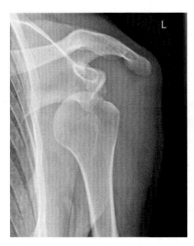 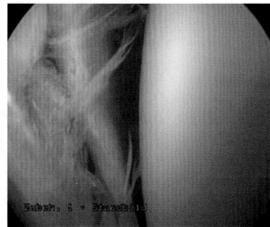

Abb. 26 (links): Schultergelenkverrenkung. Der Oberarmkopf ist aus der Pfanne heraus nach vorne verlagert.

Abb. 27 (rechts): Labrumablösung (Bild bei der Gelenkspiegelung).

verschiedener Verfahren kann die gefürchtete Rezidivluxation (also das erneute „Herausspringen" der Schulter) auf unter 2% gedrückt werden. Die höchsten Rezidivraten (bis zu 20%) weisen immer noch die arthroskopischen Techniken auf, da sie naturgemäß weniger umfassend sind. Daher müssen hin und wieder nach erfolglosen arthroskopischen Operationen offene Eingriffe folgen. Auf der anderen Seite werden bei minimalinvasiven Verfahren seltener Schultergelenkarthrosen gesehen.

Grundsätzlich bestehen die operativen Maßnahmen aus einer Raffung der vorderen Gelenkkapsel, einer Verkürzung mit Verlagerung der vorderen Partie der Rotatorenmanschette sowie einer Vergrößerung oder Wiederherstellung der Pfanne. Sehr häufig werden zur Stabilisierung der knöchernen und weichteiligen Defekte am vorderen Pfannenrand Mini-Titanknochenanker eingesetzt (s. Rotatorenmanschettenrekonstruktion, **Abb. 11**).

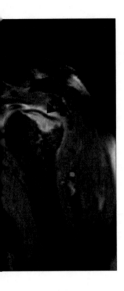

Abb. 28: Humeruskopfnekrose im MRT-Bild. Die helle Zone (Pfeil) ist Ausdruck der Durchblutungsstörung des Oberarmkopfes. Die Kopfkalotte ist entrundet und abgeflacht, sodass die Schultergelenkmechanik nachhaltig gestört ist und Bewegungsschmerzen auftreten.

7.12 Humeruskopfnekrose

Bei dieser seltenen Erkrankung geht der Oberarmkopf (Humerus) aufgrund eines Durchblutungsmangels zugrunde (**Abb. 28**). Als Ursache kommen vor allem komplexe Oberarmkopfbrüche in Frage, aber auch verschiedene Allgemeinerkrankungen, chronischer Alkohol- und Nikotinmissbrauch sowie Medikamente.

Durch das allmähliche Zugrundegehen von Knorpel und Knochen tritt eine schmerzhafte Bewegungseinschränkung auf. Die therapeutischen Möglichkeiten beschränken sich dann auf eine Implantatversorgung (s.u.).

7.13 Implantatversorgung (konventionell/invers)

Die Versorgung der „Seniorenschulter" ist sicherlich die Domäne des künstlichen Gelenkersatzes. In allen Fällen arthrose- oder chronisch entzündungsbedingter schmerzhafter Bewegungseinschränkung, die durch medikamentöse und krankengymnastische Maßnahmen nicht mehr günstig zu beeinflussen sind, bietet sich bei entsprechendem Leidensdruck ein Schulterimplantat an.

Abb. 28: © Mit freundlicher Genehmigung des RZM (Radiologisches Zentrum München-Pasing)

Die Schulterendoprothetik hat in den letzten Jahren aufgrund verbesserter OP-Techniken und Implantate deutliche Fortschritte gemacht, ist aber noch nicht so erfolgreich wie z. B. die Hüftendoprothetik, insbesondere hinsichtlich der Standzeit der Kunstgelenke. Bemerkenswert ist, dass sich die Anzahl der Schulterprothesen in Deutschland im letzten Jahrzehnt verfünffacht hat.

Je nach Funktionsverlust der betroffenen Schulter sind Hemiprothesen (Teilprothesen), Totalprothesen, Kappenprothesen und sog. „inverse" Schulterprothesen im Einsatz. Diese können, je nach Belastung und Knochenqualität, zementfrei oder zementiert (unter Verwendung von speziellem Knochenzement) verankert werden.

Hemiprothese (Ersatz des Oberarmkopfes)

Bei diesem relativ einfach durchzuführenden Eingriff bleibt die Schulterpfanne erhalten und nur der Oberarmkopf wird durch ein Implantat ersetzt (**Abb. 29**). Die Rotatorenmanschette sollte dabei möglichst intakt sein.

Wird nur die Oberfläche des Oberarmkopfes ersetzt, bezeichnet man dies als Kappenprothese (Teil- oder Totalprothese) (**Abb. 30**). Voraussetzung dafür ist, dass die Oberarmkopfkalotte weitgehend intakt ist, da die Prothese sonst nicht hält. Möglicherweise kommt es bei diesem Prothesentyp etwas früher zu einer Lockerung, jedoch liegen noch keine verlässlichen Langzeitergebnisse vor.

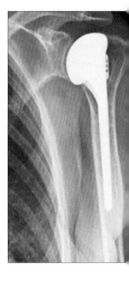

Abb. 29: Röntgenbild einer Oberarmkopfprothese.

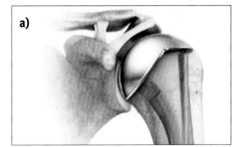
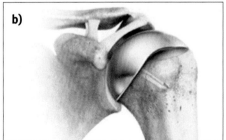

Abb. 30: Oberarmkopf-Kappenprothese. **a:** mit Schaftanteil. **b:** ohne Schaftanteil.

© DePuy

Abb. 31: Totale Schulterprothese. Oberarmkopf und Pfanne werden ersetzt.

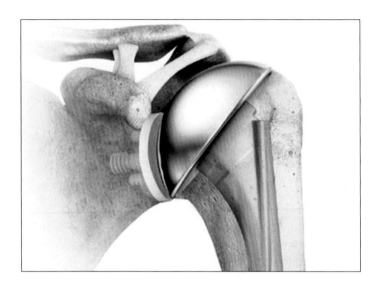

© DePuy

Falls es nach einer längeren Standzeit zu schmerzhaften Rauigkeiten (Arrosionen) an der körpereigenen Schulterpfanne kommt, kann diese später ebenfalls durch ein Implantat ersetzt werden.

Totalendoprothese (Ersatz von Kopf und Pfanne)

Dieser Eingriff ist etwas komplexer und erfordert mehr operative Erfahrung; die sichere Verankerung und Ausrichtung des Pfannenimplantates ist wesentlich (**Abb. 31**). Sollte im weiteren Verlauf die Rotatorenmanschette verschleißen, ist bei einigen Prothesentypen die operative Umrüstung auf eine „inverse" Schulterprothese (s. u.) möglich.

Inverse Schulterprothese

Bei diesem Prothesentyp wird das Gleitprinzip umgekehrt, d.h., der (künstliche) Kopf wird am Schulterblatt im Bereich der Pfanne befestigt und der Oberarmkopf trägt das (künstliche) Pfannenlager (**Abb. 32**). So kann bei der Bewegung des Arms auf eine intakte Rotatorenman-

© DePuy

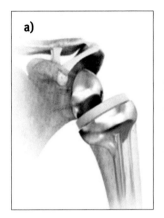 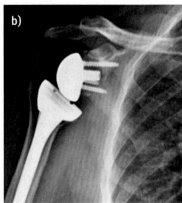

Abb. 32: Inverse Schulterprothese (Deltaprothese).
a: umgekehrtes Gleitprinzip.
b: Röntgenbild.

schette verzichtet werden. In allen Fällen konservativ austherapierter Defektarthropathien und bei komplexen knöchernen Verletzungen ist dies die Methode der Wahl.

Operatives Vorgehen

Über einen seitlich oder vorn geführten Hautschnitt wird die Schulter nach Beiseitehalten des Deltamuskels eröffnet und das Schultergelenk schonend unter sorgfältiger Ablösung der Weichteilstrukturen nach vorn aus dem Gelenk gekugelt. Jetzt kann der zerstörte Oberarmkopf bearbeitet werden und mit einer Kopfprothese (oder Kappenprothese) versorgt werden, entweder mit oder ohne Zementbefestigung. Wenn nureine Hemiprothetik geplant ist, wird der Oberarm mit der Prothese wieder ins Gelenk zurückverlagert und die Weichteile werden verschlossen.

Soll auch die Pfanne versorgt werden (Totalendoprothese), so wird die Pfanne operativ oberflächlich entknorpelt und es werden Verankerungen im Knochen zur Befestigung der Kunstpfanne (zementiert oder wieder zementfrei) gesetzt. Danach wird wieder wie bei der Hemiprothese vorgegangen.

Bei der inverse Prothese wird entsprechend des umgekehrten Funktionsprinzips vorgegangen: Der Kunstkopf wird an der vorbereiteten Pfanne befestigt und der Oberarm wird nach Entfernung der Kalotte (Haube des Oberarmkopfes) mit einer Pfanne ausgerüstet.

8 Wie finde ich einen geeigneten Operateur und eine gute Klinik?

Grundsätzlich gilt: Eine hohe Behandlungsfrequenz einer Klinik und eines Operateurs bei einer bestimmten operativen Prozedur sichert mit höherer Wahrscheinlichkeit ein gutes Ergebnis.

Sie brauchen daher einen Arzt, der sich langjährig mit der Schulter beschäftigt hat, daneben aber den gesamten Bewegungsapparat überblickt und auch Krankheitsbilder aus benachbarten Fachgebieten abgrenzen kann. Dies kann, muss aber beileibe nicht immer der Chefarzt einer Klinik sein. Oft hat beispielsweise der Oberarzt mehr Routine durch seine tägliche Präsenz im Operationssaal. Die Politik hat aus diesem Grunde Mindestfallzahlen in einigen Bereichen eingeführt. Auch geben spezielle Zertifizierungen (z. B. Endoprothesenzentrum) Auskunft über bestandene Qualitätsaudits der Ärzte und Kliniken. Fragen Sie den potentiellen Operateur direkt, wie viel Erfahrung er speziell in Ihrem Fall hat!

Aber nicht nur der Arzt als Operateur ist entscheidend; das gesamte Team, das gut aufeinander abgestimmt ist und über eine große Routine verfügt, garantiert ein gutes Ergebnis. Schließlich sollte auch die Infrastruktur des Krankenhauses alles Notwendige bieten, wie z. B. modern ausgestattete postoperative Überwachungseinheiten (ICU = Intermediate Care Unit).

Bei der Auswahl der Klinik können Patientenforen und Klinikbewertungsportale im Internet hilfreich sein, die Bewertungen sind jedoch subjektiv und keinesfalls repräsentativ. Die wohl verlässlichsten Informationen bieten die von den Kliniken veröffentlichten Qualitätsberichte.

WebTipp

Hilfe bei der Kliniksuche erhalten Sie z. B. unter
www.tk.de/tk/klinikfuehrer/114928 oder
www.weisse-liste.de.

9 Was sollte ich rund um die Schulteroperation wissen?

9.1 Wie bereite ich mich auf die Operation vor?

Nachdem die Diagnose steht, die passende Klinik festgelegt wurde und die OP-Einwilligung und Risikoaufklärung durch den Operateur erfolgt ist, empfiehlt es sich, nach einer „Checkliste" vorzugehen:

>> Habe ich meinen Medikamentenplan beachtet? Wenn ich gerinnungshemmende Medikamente wie Plavix®, Marcumar® oder Eliquis® einnehme, muss ich diese nach Rücksprache mit dem Arzt vor der OP absetzen und z. B. auf ein Heparinpräparat umstellen („Bridging"). Auch ASS (Aspirin) in höheren Dosen als 100 mg/Tag ist wegen der erhöhten Blutungsgefahr nach Rücksprache abzusetzen. Bestimmte Medikamente wie Immunsuppressiva im Rahmen einer Chemotherapie oder zur Behandlung einer rheumatischen Erkrankung müssen ebenfalls nach Rücksprache mit dem Arzt pausiert werden, da sonst eine höhere Infektionsgefahr droht.

Habe ich eine ausreichende Menge der regelmäßig benötigten Medikamente für den Klinik- und Reha-Aufenthalt vorrätig?

>> Sind meine vorbestehenden evtl. vorhandenen Begleiterkrankungen saniert? Ist mein Blutdruck gut eingestellt? Ist mein Diabetes gut eingestellt? Sind im OP-Bereich auffällige Hautveränderungen (Akne, Pickel etc.) saniert? Wenn ich z. B. unter einer Schuppenflechte in der Nähe des OP-Bereiches leide, sind diese Hautpartien in einem bestmöglichen Zustand? Kann ich ggf. nach Absprache mit meinem Hautarzt (Dermatologen) noch eine Verbesserung erreichen?

>> Habe ich bei Unklarheiten, die ggf. die Durchführung meiner Operation verhindern, rechtzeitig Kontakt mit meinem Hausarzt, dem Operateur und ggf. der Anästhesieabteilung aufgenommen?

>> Habe ich unmittelbar vor Aufnahme in die Klinik eine ausgiebige Körperhygiene durchgeführt? Einige Kliniken stellen hierfür spezielle antimikrobielle Waschsets zur Verfügung. Habe ich geeignete Wäsche und Bekleidung für das Krankenhaus bereitgelegt? Wenn ich sofort anschließend an den Klinikaufenthalt in die Reha-Klinik gehe, habe ich auch dafür einen entsprechenden Koffer/eine Tasche gepackt?

>> Wenn der Aufenthalt in Klinik und Reha absehbar ist, habe ich nach meiner Rückkehr die häuslichen Verhältnisse an meine noch eingeschränkten Fähigkeiten angepasst? Habe ich ggf. Hilfe von Freunden oder Verwandten? Sollte dies nicht möglich sein, habe ich Kontakt zu meiner Krankenkasse aufgenommen, um im Bedarfsfall eine häusliche Pflege zu bekommen? Ist mit meinem Arbeitgeber die Rückkehr an den Arbeitsplatz besprochen? Ist ggf. eine stufenweise Wiedereingliederung sinnvoll? Habe ich bereits mit einer Physiotherapiepraxis Kontakt aufgenommen, um dann bald ausreichende Termine zur weiteren Behandlung zu bekommen?

>> Bin ich infektfrei? Gerade bei geplanten Eingriffen ist es wichtig, nicht geschwächt durch eine bakterielle oder virale Infektion „ins Rennen zu gehen". Ein harmloser Schnupfen oder eine leichte Erkältung ist ggf. noch tolerabel. Es hat sich aber herausgestellt, dass z. B. die rechtzeitige Sanierung von Erkrankungen der Zähne und des Zahnhalteapparates sehr wichtig ist. Nehmen Sie in jedem Fall rechtzeitig mit Ihrem Operateur oder der Anästhesieabteilung der Klinik Kontakt zur Abklärung auf. Verantwortungsvoll agierende Krankenhäuser bieten heutzutage einen sehr hohen Hygienestandard. Sogenannte „Screeningprogramme" filtern gefährdete Personengruppen heraus.

9.2 Wie läuft eine Schulteroperation ab?

Eine allgemeine OP-Vorbereitung ist wie bei jedem operativen Eingriff erforderlich. Eigenblutspenden sind in der Regel nicht notwendig, da der zu erwartende Blutverlust, auch bei der prothetischen Versorgung, gering ist (< 500 ml). Für den Notfall stehen sogenannte „Cell-saver" (ein Blutauffang- und Retransfusionssystem) zur Verfügung.

Gegenanzeigen gegen eine Schulteroperation können bei einer vorangegangenen Brustoperation mit Lymphknotenausräumung bestehen. Regelmäßig sollte ein Implantat nicht eingebaut werden, wenn im Rahmen einer dialysepflichtigen Niereninsuffizienz am betroffenen Arm ein Dialyse-Port angelegt wurde. Grundsätzlich verhindern jedwede Infektionsherde an dem zu operierenden Arm oder im Schulter- und angrenzenden Nackenbereich eine geplante OP und müssen zuerst sicher beseitigt werden.

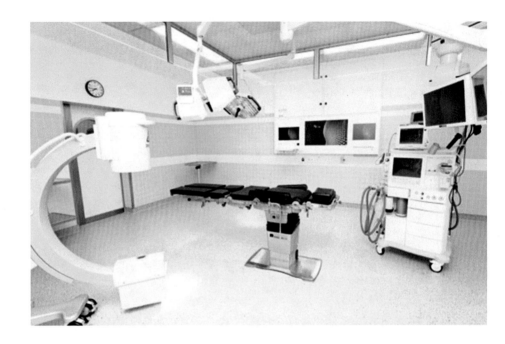

Die stationäre Aufnahme geschieht im Allgemeinen am Vortag der Operation. Bei kleineren Eingriffen und regelmäßig bei ambulanten Eingriffen erfolgt die Aufnahme auch erst am OP-Tag. Wichtig ist eine gründliche Reinigung des OP-Gebietes, ggf. unter Hilfestellung durch das Pflegepersonal.

Sie müssen am Vorabend der OP ab 22 Uhr nüchtern bleiben.

Am Morgen der OP dürfen Sie Ihre „normalen" Medikamente noch einnehmen, aber nichts mehr essen oder trinken. Auch Rauchen ist nicht erlaubt. Nach Absprache bekommen Sie auf Station eine sog. „Prämedikation". Es handelt sich hierbei um ein leichtes Beruhigungsmittel, das Ihnen den Stress und die Aufregung nehmen soll. Den Transport in den OP erleben Sie so nicht als unangenehm.

Nachdem ggf. ein regionaler Schmerzkatheter von der Anästhesie gelegt wurde (s. Abb. 35), wird die Narkose eingeleitet. Parallel hat die OP-Schwester mit ihrem Team den OP-Saal vorbereitet (Abb. 33), in den Sie nun gebracht werden. Dann werden Sie auf dem OP-Tisch

Abb. 33: Beispiel für einen modernen OP-Bereich (WolfartKlinik).

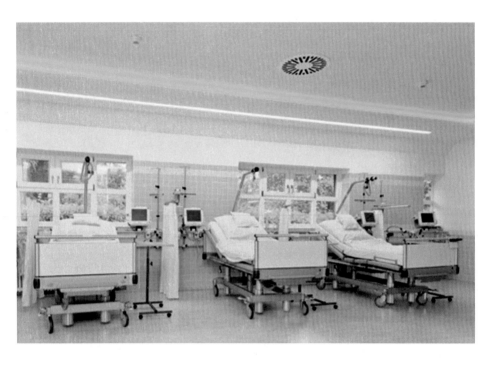

Abb. 34: Beispiel für einen Aufwachraum (Wolfart-Klinik).

in die je nach OP-Verfahren ideale Position (leicht sitzend oder seitlich liegend) gebracht, und das OP-Feld wird desinfiziert und steril abgedeckt. Oft wird die Haut noch mit einer speziellen Folie abgedeckt.

Nach der Operation kommen Sie in den Aufwachraum (**Abb. 34**). Abhängig von den medizinischen Bedingungen werden Sie hier an Monitoren intensiv überwacht. Bei stabilem Zustand bringt man Sie noch am gleichen Abend, gelegentlich am nächsten Morgen in Ihr Zimmer zurück und Sie können zu Abend essen bzw. frühstücken. Die Krankengymnastik beginnt am Tag nach der OP.

9.3 Wie sieht die Schmerzbehandlung aus?

Die Schmerztherapie im Rahmen einer Schulteroperation hat sich in den vergangenen Jahren glücklicherweise deutlich weiterentwickelt.

Gerade regionale (d. h. örtliche) Schmerzbetäubungsverfahren sind mittlerweile fest im Behandlungsstandard integriert. Dabei kann über einen in der Nähe des Schultergelenks platzierten Katheter ein Betäubungsmittel lokal an die Schmerzfasern der Schulter gelangen und den Schmerz ausschalten, ohne das Allgemeinbefinden des Patienten zu beeinträchtigen (**Abb. 35**).

Durch den Einsatz elektronischer Dosierungshilfen wird die notwendige Menge des Betäubungsmittels genau bestimmt. Der Patient kann in Abstimmung mit den Ärzten die Dosierung beeinflussen.

Als Alternative kommen sog. „PCA-Pumpen" (Patient Controllend Analgesia) zur Anwendung. Über einen peripheren venösen Katheter kann der Patient sich schubweise Schmerzmittel zuführen; eine Überdosierung wird elektronisch verhindert. Das Schmerzmittel wirkt dann im ganzen Körper (systemisch), nicht nur regional an der Schulter (**Abb. 36, S. 50**).

Natürlich werden auch orale Medikamente verabreicht. In den ersten Tagen ist eine ausreichend hohe Dosierung sehr wichtig. Geeignete Medikamente sind entzündungshemmend und zugleich schmerz-

Abb. 35: Schmerzkatheter („Winnie-Katheter"). **a:** Der Arzt schiebt den kleinen Katheter unter die Haut des Halses oberhalb des Schlüsselbeins (Pfeil) in die Nähe der Nerven („interscalenärer Block"). **b:** An den Katheter wird ein kleiner Infusionsschlauch angeschlossen, über den das lokale Betäubungsmittel gespritzt wird.

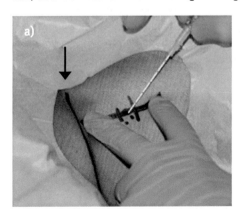
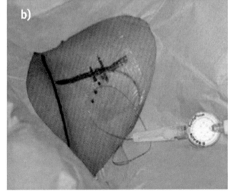

Abb. 36: Patientin
mit PCA-Schmerz-
pumpe.

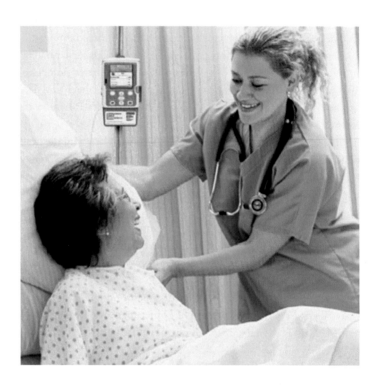

linternd. Setzen Sie die Medikamente bitte nicht selbständig ohne
Rücksprache mit Ihrem Arzt ab. Auch sollten Sie die Medikamente
nicht selbständig umstellen, da sonst Nebenwirkungen und Wechsel-
wirkungen mit den übrigen Medikamenten drohen. Nach einem an-
fänglichen deutlichen Abklingen der Schmerzen können diese im
Rahmen der zunehmenden Mobilisierung wieder zunehmen. Die
Dosierung muss dann angepasst werden.

Welche Schmerztherapie speziell in Ihrem Fall (evtl. in Kombination) geeignet ist, legt der Arzt gemeinsam mit Ihnen fest.

10 Wie läuft die Nachbehandlung (ambulant oder stationär) nach einer Schulter-OP ab?

Die Physiotherapie ist ein wichtiger Bestandteil der Nachbehandlung. Um diese gut und reibungslos zu ermöglichen, ist eine ausreichende Schmerztherapie erforderlich. Ziel der Physiotherapie ist es, die sofort nach der OP einsetzende Bewegungseinschränkung wieder zu beseitigen. Dies geschieht üblicherweise schrittweise über eine rein passive, dann aktiv assistierte und schließlich eine aktive Übungsbehandlung, an die sich die Eigentherapie und der Kraftaufbau anschließen.

Bei kleineren Eingriffen, wie der Dekompression oder Schultereckgelenkseingriffen, wird nach etwa 6 Wochen die freie Beweglichkeit und volle Belastung wieder erreicht. Bei komplexeren Eingriffen, wie dem Schultergelenkersatz, der Stabilisierungsoperation oder einer Rekonstruktion der Rotatorenmanschette, ist die Beweglichkeit des Schultergelenks zunächst stärker gestört. Dazu trägt auch die anfänglich notwendige Ruhigstellung und die Vermeidung belastender Bewegungen bei. Nach 3–4 Monaten, in einigen Fällen nach einem halben Jahr, sollte jedoch das Niveau der Beweglichkeit vor der Operation wieder erreicht werden.

Ausnahmen bilden jedoch Fälle, bei denen bereits vor der OP deutliche Bewegungseinschränkungen vorlagen, sowie Stabilisierungsoperationen, die naturgemäß durch Raffung der vorderen Schulterweichteile eine endgradige Einschränkung der Außenrotation des Armes bewirken.

Sollte trotz regulärer Nachbehandlung keine zeitgerechte stetige Verbesserung der Beweglichkeit eintreten, besteht die Möglichkeit einer schonenden Mobilisation des Schultergelenks in Kurznarkose. Spätestens nach 6 Monaten haben sich feste Narbenstränge gebildet, sodass dann ohne eine Mobilisation, die auch gelegentlich operativ erfolgen muss, keine Verbesserung der Beweglichkeit zu erwarten ist.

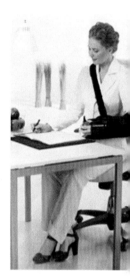

Abb. 37: Patientin mit DonJoy®-Briefträgerkissenverband. Die Schulter ist stabilisiert; die betroffene Hand kann jedoch weiter eingesetzt werden.

10.1 Dekompression und Schultereckgelenkeingriffe
Nach der OP wird zur Ruhigstellung ein sogenannter DonJoy®-Ultrasling-Verband („Briefträgerkissen") angelegt (**Abb. 37**), zunächst

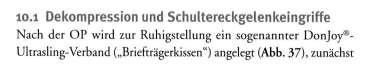

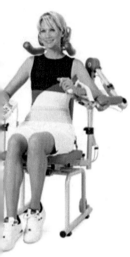

Abb. 38: Patientin im Artromot®-Stuhl. Spezielle Motoren bewegen das Schultergelenk passiv, d.h. ohne eigene Muskelkraft. Das Bewegungsausmaß kann den operativen Anforderungen entsprechend genau festgelegt werden.

für 3–5 Tage ganztags, dann für 2 Wochen nur noch nachts bis zum Abschluss. Die Wunddrainage wird nach spätestens 24 Stunden entfernt.

Krankengymnastik findet ab dem 1. Tag statt, zunächst nur passiv, also mit Unterstützung durch eine(n) Physiotherapeuten/-in. Bewegt wird dabei schmerzgesteuert aus der Innenrotationsstellung heraus in Abspreizung bis 90 Grad, Beugung bis 90 Grad, Außenrotation bis 20 Grad. Begleitend werden Ellbogen- und Handübungen durchgeführt. Wurde nach ca. 1–4 Tagen eine gute passive Beweglichkeit erreicht, geht man zur aktiv assistierten Übungsbehandlung (sog. kurzer Hebel) über, im angegebenen Bewegungsumfang mit Steigerung bis zur vollen Beweglichkeit um die 1. bis 2. Woche.

Oberstes Ziel in der unmittelbar postoperativen und Immobilisationsphase ist das Ausschalten falscher Bewegungsmuster sowie das Erlernen der passiv isolierten Schultergelenkbeweglichkeit ohne Mitbewegung des Schultergürtels.

Ergänzend können Entspannungsübungen für die schultergürtelumgreifende Muskulatur in Form von manueller Therapie durchgeführt werden.

Ab dem 1. postoperativen Tag kann der Artromot®-Stuhl zur limitierten passiven Mobilisation eingesetzt werden (**Abb. 38**).

Nach Ende der Ruhigstellungsphase ca. 14 Tage nach OP wird aktiv assistierte und aktive Krankengymnastik in voller Schultergelenkbeweglichkeit durchgeführt, jedoch noch ohne Verwendung des Thera-Bandes. Die Verwendung von Gewichten oder Geräten sollte jedoch bis nach Ablauf der 4. postoperativen Woche unterbleiben.

Das Behandlungsziel ist erreicht, wenn ca. 2 Wochen postoperativ eine volle Schultergelenksbeweglichkeit und nach Ablauf der 6. postoperativen Woche ein befriedigender Kraftaufbau vor allem der Rotatorenmanschette erreicht ist. Wichtig ist das Koordinationstraining.

Sport ist schmerzgesteuert ohne Schulterbeteiligung ab der 6. postoperativen Woche möglich, mit Schulterbeteiligung (z. B. Squash, Tennis, Basket-/Volleyball, Kraftsport) nach frühestens 3 Monaten.

Wenn die Dekompression ausschließlich arthroskopisch erfolgte, ist die Nachbehandlung entsprechend kürzer. Dann dauert die Immobilisation nur bis zum 1. Tag nach der OP, und die anschließende Krankengymnastik kann im vollen Bewegungsausmaß der Schulter

© Ortho Medical

© Ortho-Medical

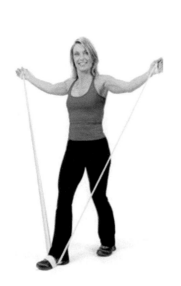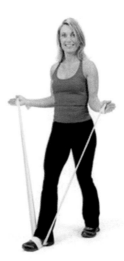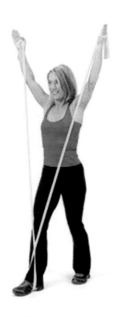

durchgeführt werden, zunächst schmerzgesteuert passiv, dann frühzeitig aktiv assistiert und aktive Übungsbehandlung in vollem Bewegungsausmaß des Schultergelenks. Bereits ab dem 1. Tag kann die Beübung mit Thera-Band und über den langen und kurzen Hebel einsetzen, ebenso wie das Training der Rotatorenmanschette und des Deltamuskels (**Abb. 39**). Sport ohne Schulterbeteiligung ist schmerzgesteuert ab der 2. postoperativen Woche und mit Schulterbeteiligung (z. B. Squash, Tennis, Basket-/Volleyball, Kraftsport) frühestens nach der 3. postoperativen Woche möglich.

Die Drainage wird frühzeitig nach der OP gezogen, um ein schmerzarmes Bewegen zu ermöglichen.

Abb. 39: Patientin übt am Thera-Band.

10.2 Rotatorenmanschettennaht

Postoperativ: Donjoy®-Ultrasling-Kissenverband für etwa 6 Wochen. Krankengymnastik beginnt bereits am 1. Tag mithilfe des Arthromot®-Stuhls zunächst passiv für 4–6 Wochen, später aktiv.
Ergänzende manuelle Therapie zur Entspannung der schulterumgreifenden Muskulatur.

Nach Ende der Immobilisationsphase (6. Woche) passive und beginnend aktiv assistierte Übungsbehandlung in allen Ebenen bis zur Erlangung der vollen Schultergelenkbeweglichkeit. Erst bei Erreichen einer Abspreizung > 120 Grad Zuhilfenahme des Thera-Bandes. Keine Gewichte und keine Geräte (mit Ausnahme des Artromot®-Stuhls) bis zum Ablauf der 12. postoperativen Woche.

Behandlungsziel: ca. 12 Wochen postoperativ freie Beweglichkeit, anschließend Kraftaufbau, vor allem Rotatorenmanschette, und Koordinationstraining.

Sport: schmerzgesteuert ohne Schulterbeteiligung ab der 12. postoperativen Woche, mit Schulterbeteiligung (z. B. Squash, Tennis, Basket-/Volleyball, Kraftsport) nach frühestens 6 Monaten.

10.3 Knochenbrüche

In aller Regel wird durch die Verwendung moderner Implantate eine Stabilisierung erzielt, die eine frühzeitige Bewegung erlaubt (sog. Übungsstabilität). Dadurch ist auch eine sofortige passive und dann auch aktiv assistierte Beübung möglich.

Im Prinzip gestaltet sich die Nachbehandlung wie beim Gelenkersatz (s.u.).

10.4 Gelenkersatz

Postoperativ: Donjoy®-Ultrasling-Kissenverband für 4–6 Wochen. Krankengymnastik ab dem 2. Tag unter Zuhilfenahme des Artromot®-Stuhls, passiv bis 90 Grad.

Oberstes Ziel: Erlernen einer reinen Bewegung des Schultergelenks ohne Mitbewegen des Schultergürtels. Ergänzende manuelle Therapie zur Entspannung der schulterumgreifenden Muskulatur. Während der Immobilisationsphase (d.h. 4–6 Wochen nach der OP) Gebrauch des Artromot®-Stuhls bis zum Erreichen der vollen Schultergelenkbeweglichkeit.

Nach Ende der Immobilisationsphase: aktiv assistierte Übungsbehandlung in allen Ebenen bis zur Erlangung der vollen Schultergelenkbeweglichkeit. Erst bei Erreichen einer Abspreizung > 120° Zuhilfe-

nahme des Thera-Bandes, keine Gewichte, keine Geräte (mit Ausnahme des Artromot®-Stuhls) bis zum Ablauf der 12. postoperativen Woche.
Behandlungsziel: ca. 12 Wochen postoperativ freie Beweglichkeit, anschließend Kraftaufbau, vor allem Rotatorenmanschette, und Koordinationstraining.
Sport: schmerzgesteuert ohne Schulterbeteiligung, ab der 12. postoperativen Woche mit Schulterbeteiligung.

10.5 Stabilisierungsoperation (z. B. nach Verrenkung)

Postoperativ: Donjoy®-Ultrasling-Kissenverband für 3 Wochen.
Krankengymnastik: ab 1. Tag zunächst ausschließlich passiv und schmerzgesteuert mobilisierend, die Außenrotation des Armes ist bis 20 Grad freigegeben. Noch keine kombinierten Abspreiz-/Außenrotationsübungen in den ersten 6 Wochen.

Nach Ende der Immobilisationsphase: passive, assistierte und aktive Physiotherapie in allen Ebenen zur Wiederherstellung der Beweglichkeit nach 3 Wochen. In den ersten 3 Monaten keine forcierte Abspreizung und Außenrotation.
Behandlungsziel: ca. 12 Wochen postoperativ freie Beweglichkeit, ohne forcierte Außenrotation/Abspreizung. Anschließend Kraftaufbau.
Sport: schmerzgesteuert ohne Schulterbeteiligung ab 9. postoperative Woche, mit Schulterbeteiligung (z. B. Squash, Tennis, Basket-/Volleyball, Kraftsport) nach frühestens 6 Monaten.

11 Wie komme ich nach der Operation im Alltag und im Beruf zurecht?

11.1 Alltag

Nach einer Schulteroperation hängt es zum einen von der Art des durchgeführten Eingriffs, zum anderen von Ihren sozialen häuslichen Bedingungen ab, wie die Reintegration geplant werden muss.

Während es bei ambulanten Eingriffen (hierzu zählen fast alle endoskopischen Operationen und viele minimalinvasiv durchzuführende OPs) lediglich wichtig ist, dass Sie von einer Vertrauensperson aus der Klinik abgeholt werden und die Nacht nach der OP nicht alleine ohne Hilfe verbringen, müssen nach einer größeren stationären OP oder nach Beendigung der unmittelbar anschließenden Reha-Maßnahme bestimmte Vorkehrungen getroffen werden.

Zwar werden Sie im Gegensatz zu den Operationen an der unteren Extremität weiter mobil sein, jedoch gibt es viele Dinge des Alltags, die bedacht und geplant werden müssen. So werden Sie ggf. anfangs Hilfe bei der Körperpflege usw. benötigen. Auch können Sie nicht in allen Fällen gleich wieder Auto fahren, zum Einkaufen gehen und Taschen tragen oder den Haushalt bewältigen. Daher sollten Sie Ihre Rückkehr in die eigenen vier Wände gut vorbereiten, z. B. vor der OP schwere Einkäufe wie Getränkekisten erledigen und die im Haushalt benötigten Dinge in erreichbarer Nähe lagern. Scheuen Sie sich nicht, die verfügbaren Angebote zur Unterstützung in Anspruch zu nehmen. Wenn keine hilfsbereiten Angehörigen zur Verfügung stehen, greifen Sie auf ambulante Dienste zurück. Bei der Organisation hilft Ihnen der Sozialdienst der Klinik und/oder Ihre Krankenkasse. Diese zusätzlichen Satzungsleistungen dürfen allerdings nach Eintritt von Pflegebedürftigkeit im Sinne der Pflegeversicherung nicht mehr von den Krankenkassen übernommen werden, da sie dann zum Aufgabenbereich der gesetzlichen Pflegeversicherung gehören. Voraussetzung dafür ist, dass im Haushalt keine Personen leben, welche die Pflege im erforderlichen Umfang übernehmen können.

11.2 Beruf

Die Rückkehr in das Arbeits- und Berufsleben hängt natürlich sehr stark von Ihrem Tätigkeitsprofil ab. Zunächst gilt es, den Arbeitsweg zu organisieren, wenn Sie noch nicht Auto fahren sollen. Rein administrative Tätigkeiten im Büro sind in aller Regel natürlich früher möglich als körperlich belastende Arbeiten im Handwerk oder auf dem Bau. Die durchschnittliche Arbeitsunfähigkeit liegt etwa zwischen 6 und 12 Wochen. Die Krankenkassen ermöglichen auch eine stufenweise Wiedereingliederungsmaßnahme nach dem „Hamburger Modell". Die wöchentliche Arbeitszeit wird dabei stundenweise über einen mehrwöchigen Zeitraum bis zur Vollzeittätigkeit angehoben. Hierdurch ergibt sich eine Win-win-Situation, denn nach Ablauf von 6 Wochen ist der Arbeitgeber in Deutschland von der Lohnfortzahlung befreit und Sie gelten während einer Wiedereingliederungsmaßnahme offiziell noch als krank. Der Arbeitnehmer erhält Krankengeld von seiner Krankenkasse bzw. Übergangsgeld von der Rentenversicherung. Daraus folgt, dass Sie Ihrem Arbeitgeber, wenn auch zunächst nur stundenweise, kostenfrei zur Verfügung stehen. Sollten Sie dennoch mit der Arbeitsbelastung überfordert sein, kann die stufenweise Wiedereingliederungsmaßnahme jederzeit ohne Nachteile widerrufen werden. Dieses Modell ist grundsätzlich nur für gesetzlich Versicherte vorgesehen, privat Versicherte können jedoch im Vorfeld einer geplanten OP ähnliche Arrangements mit ihrem Versicherer treffen.

Auch nach der ambulanten oder stationären Reha ist bei bestimmten Operationen wie dem Gelenkersatz, der komplexen Stabilisierungs-OP oder einer aufwändigen Rotatorenmanschettenrekonstruktion die Nachbehandlung noch nicht abgeschlossen. Ihr Orthopäde wird Ihnen bei den Kontrollterminen weiter Physiotherapie verordnen, bis die Beweglichkeit und Kraftentwicklung lediglich noch der Eigenbeübung bedürfen. Bei länger anhaltenden Schwellungszuständen wird hin und wieder Lymphdrainage notwendig sein.

Auch wenn die stärkeren postoperativen Schmerzen abgeklungen sind, wird eine begleitende Einnahme von schmerzlindernden und entzündungshemmenden Medikamenten sinnvoll sein, da eine Beübung des Schultergelenks gegen einen andauernden Schmerz nicht erfolgreich sein kann. Besprechen Sie die notwendigen Maßnahmen mit Ihrem Orthopäden.

12 Welche Komplikationen sind möglich und wie werden sie behandelt?

Im Folgenden werden alle Komplikationen, die nach einer Schulteroperation auftreten können, stellvertretend am Beispiel des Schultergelenkersatzes dargestellt; das Eintreten schwerer Komplikationen ist bei kleineren Operationen entsprechend seltener.

Nach einer Schulteroperation mit Gelenkersatz beträgt die gesamte Komplikationsrate etwa 14%, wobei nicht unterschieden wird, ob die Komplikationen direkt nach der OP oder später auftreten, schwerwiegend oder geringfügig, bleibend oder vorübergehend sind. Offensichtlich gibt es die meisten Komplikationen bei der inversen Schulterprothetik.

12.1 Thrombosen, Blutungen, Nervenschäden

Sehr selten kommt es zu Venenthrombosen oder Embolien. Nachblutungen mit Wund- und Weichteilblutergüssen (Hämatomen) werden häufiger beobachtet, müssen aber nur in etwa 1% der Fälle operativ beseitigt werden. Blutergüsse beeinträchtigen die Gewebedurchblutung und erhöhen damit die Gefahr einer Wundinfektion. Insbesondere bei inversen Schulterprothesen, bei denen ein relativ großer Hohlraum entsteht, sollten daher große Hämatome frühzeitig abpunktiert oder operativ entfernt werden.

Mögliche Nervenschäden, die meist durch mechanische Manipulation oder Zug entstehen, betreffen den Armnervenplexus sowie die beiden in der Nähe des Operationsgebiets liegenden Nerven (Nervus axillaris und Nervus musculocutaneus). Glücklicherweise bilden sie sich in der Regel innerhalb von einigen Monaten von selbst wieder zurück, dauerhafte Nervenschäden sind äußerst selten.

12.2 Infektionen

Wundinfektionen einschließlich tiefer Infektionen, die zu einer erneuten Operation oder sogar dem Ausbau der Prothese führen können, sind wie bei der Hüftprothetik eher selten (weniger als 1%). Im Gegensatz zu einer unkompliziert verlaufenden Operation nehmen hierbei die Schmerzen nach der OP nicht ab, sondern eher zu, und es kommt zu allgemeinem Unwohlsein mit Temperaturerhöhung und Schüttelfrost. Laboruntersuchungen können den Verdacht bestätigen. Durch eine Punktion des Gelenks unter sterilen Bedingungen sollten die vorliegenden Bakterien bestimmt werden, damit eine gezielte Antibiotikatherapie vorgenommen werden kann.

Von solchen Frühinfektionen wird der Spätinfekt abgegrenzt, der erst nach vielen Wochen oder noch sehr viel später (über 1 Jahr) auftritt. Ursache hierfür sind vor allem Infektquellen (Zähne, Gallenblase etc.), von denen Bakterien auf dem Blutweg in das Gelenk gelangen. Ein erhöhtes Risiko besteht bei einem geschwächten Immunsystem wie bei Diabetes mellitus (Zuckerkrankheit), chronischer Polyarthritis (rheumatischer Gelenkentzündung), Tumoren oder einer systemischen (den ganzen Körper betreffenden) Kortisontherapie. Selten können auch Keime bei einer Punktion, z. B. zum Entfernen eines Ergusses, in das Gelenk transportiert werden. Daher sollten solche Punktionen nur wenn unbedingt notwendig und stets unter streng sterilen Bedingungen vorgenommen werden (**s. Abb. 5**). Haben die Bakterien einmal die Prothese erreicht, können sie sich durch einen sog. „Biofilm" auf der Fremdkörperoberfläche abschotten und so für Antibiotika unangreifbar machen. Da der Biofilm nicht zu entfernen ist, hilft in diesem Fall lediglich ein Prothesenausbau mit akribischer Reinigung der Knochen und Weichteile. Je nach Lage des Falls wird sofort eine neue Prothese (einzeitiger Wechsel) oder für etwa 6 Wochen ein antibiotikabeladener Platzhalter eingebaut, der erst bei nachgewiesener Infektfreiheit durch eine neue Prothese ersetzt wird (zweizeitiger Wechsel). Dieses Vorgehen erscheint zwar zunächst sehr belastend für den betroffenen Patienten, liefert aber in über 90% der Fälle ein gutes Ergebnis und erspart den Betroffenen wahrscheinlich weitere Operationen. Entscheidend für den Erfolg der Behandlung ist natürlich die Kenntnis des bakteriellen Übeltäters, der wie oben beschrieben nach einer Gelenkpunktion bestimmt und dann gezielt mit einem geeigneten Antibiotikum behandelt wird.

In diesem Zusammenhang gefürchtet sind die sog. „Low-grade-Infekte". Dabei fehlen oft die typischen allgemeinen Begleitsymptome wie Fieber, Abgeschlagenheit und Schüttelfrost, und oft gelingt auch kein Bakteriennachweis aus dem Punktat. Dann lässt sich die Diagnose nur noch durch eine intraoperativ entnommene Gewebeprobe sichern. Leider werden zunehmend Resistenzen der Bakterien beobachtet, weshalb die Vorbeugung einer Infektion von besonderer Bedeutung ist (s. Kap. 9.1).

12.3 Instabilität

Die Instabilität des Kunstgelenks, also das Herauskugeln des Kopfes aus der Gelenkpfanne, stellt eine der häufigsten Früh- und Spätkomplikationen dar und kommt in etwa 4% der Fälle vor. Am häufigsten sind wieder die inversen Prothesen betroffen. Hierin enthalten sind auch die nach Jahren auftretende langsame Dezentrierung der Gelenkpaarung, z. B. durch auftretende Defekte der Rotatorenmanschette oder Defektbildungen im Knochen. Auch kann ein Sturzereignis oder eine forcierte Außenrotation in der frühen postoperativen Phase (s. Kap. 10) eine Luxation der Prothese zur Folge haben. Dabei reißt meist die vordere Sehne der Rotatorenmanschette ein (s. Kap. 12.6). Die Therapie orientiert sich am festgestellten Schaden.

Die schleichende Instabilität wird in der Regel von neu oder wieder auftretenden Schmerzen charakterisiert. In diesem Zusammenhang muss nochmals deutlich auf die Notwendigkeit regelmäßiger, meist jährlicher Routinekontrollen des Implantats (auch bei subjektiver Beschwerdefreiheit!) hingewiesen werden, um sich anbahnende Komplikationen möglichst frühzeitig zu erfassen. In vielen Fällen ist dann eine erneute Operation erforderlich.

12.4 Implantationsfehler

Eine weitere Ursache einer Protheseninstabilität nach einer OP ist die fehlerhafte oder den anatomischen Gegebenheiten nicht genau angepasste Positionierung der Prothesenkomponenten oder eine falsche Implantatwahl. Spezielle technische Schwierigkeiten ergeben sich bei der Prothesenversorgung einer unfallverletzten Schulter. Hierbei ist wie auch in den übrigen Fällen eine sorgfältige Prothesenplanung anhand des Röntgenbilds (z. B. mittels einer Schablone) hilfreich.

12.5 Spezielle Komplikationen bei der inversen Prothese

Bei der inversen Prothese liegt die Komplikationsrate insgesamt höher als bei den konventionellen Implantaten. Beispielsweise beträgt die Luxationsrate etwa 5% in den ersten 2 Jahren. Die Ursache ist wahrscheinlich das Fehlen der stabilisierenden Rotatorenmanschette. Auch die Infektionsrate ist durch den größeren operativen Zugang leicht erhöht. Die Gefahr einer Komponentenlockerung, insbesondere im Pfannenbereich, ist konstruktionsbedingt erhöht. Schließlich werden häufiger Nervenschäden gesehen. Dementsprechend sind häufiger erneute operative Eingriffe zur Ursachenbehebung erforderlich.

12.6 Erneuter Sehnenriss nach vorangegangener operativer Naht der Sehnenplatte

Vergleichsweise häufig werden erneute Risse einer operativ genähten Sehnenplatte gesehen. Neben einem erneuten Unfallgeschehen kommen folgende Ursachen in Betracht:

>> eine für eine erfolgreiche OP nicht ausreichende Sehnenqualität (Verschleißschaden),
>> ein zwischenzeitlich hinzugetretener erheblicher Verschleiß der Sehne,
>> eine hinzugetretene Einklemmung der Sehne (s. Kap. 7.1: Impingementsyndrom).

Die erneute Naht der Sehne ist schwierig, zum einen aufgrund des wiederholten rissbedingten Substanzverlustes der Sehne, zum anderen wegen der oft eingetretenen Verschleißveränderungen. Immer muss eine Dekompression begleitend durchgeführt werden. Wenn eine erneute Naht der Sehne nicht möglich ist, können Ersatzverfahren (z. B. mit Schweinedarmgewebe) angewandt werden, deren Ergebnisse aber nicht befriedigend sind. Bei bleibenden Beschwerden ist daher nicht selten die Implantation einer inversen Schulterprothese notwendig.

12.7 Rezidiv einer Schulterluxation

Abgesehen von den traumatischen, also durch einen (erneuten) Unfall verursachten Schulterverrenkungen geschehen sog. „Rezidivluxationen" entweder durch eine später wieder auftretende Instabilität der rekonstruierten Strukturen oder durch eine nicht konsequent vorgenommene operative Stabilisierung. So wurden gerade in der Anfangsphase der arthroskopischen Schulterstabilisierungen bis zu 20% wiederkehrende Luxationen beobachtet. Sicherlich hat die mittlerweile angestiegene Lernkurve dazu beigetragen, diese Rate zu senken. Eine fachgerecht durchgeführte offene Stabilisierungsoperation stellt auch heute noch die sicherste Methode zur dauerhaften Verhinderung einer erneuten Verrenkung dar.

Natürlich ist auch in diesem Zusammenhang die Durchführung einer konsequenten Physiotherapie essentiell zur Sicherung des Behandlungserfolges nach einer stabilisierenden OP. Da die Schulter im wesentlichen „weichteilgeführt" ist (s. Kapitel 1: Anatomie), bedarf es immer einer kräftigen schulterumgreifenden Muskulatur.

12.8 Materialversagen, Knochenbrüche, Prothesenlockerung

Da eine Schulterprothese im Vergleich zu Knie- und Hüftprothesen viel geringeren statischen Belastungen ausgesetzt ist, tritt ein Materialverschleiß eher selten auf. Meist ist er auf eine Fehlpositionierung der Implantatkomponenten oder eine später eingetretene Dezentrierung des Kunstgelenks bei Schäden der Rotatorenmanschette zurückzuführen. Die Therapie richtet sich nach der Ursache.

Knochenbrüche in der Umgebung einer Prothese ereignen sich meistens bereits bei deren Einbau und sind die Folge einer Schwächung des Knochens, z.B. durch eine Osteoporose. Als Spätkomplikationen können Brüche nach einem Sturz eintreten. Die „Sollbruchstelle" liegt dabei oft auf Höhe der Prothesenspitze. Eine erneute Operation ist in der Regel erforderlich.

Prothesenlockerungen treten entweder im Rahmen einer bakteriellen Besiedelung der Prothese auf (s. Kap. 12.2) oder langfristig nach vielen Jahren, wenn sich der Verbund der Prothese oder des sie umgebenden Knochenzementmantels allmählich lockert. Dies geschieht vornehmlich im Pfannenbereich. Klarheit in Zweifelsfällen kann die Anfertigung eines Knochenszintigramms bringen. Da die Lockerung schleichend verläuft und zunächst nicht oder kaum schmerzhaft ist, sind Routinekontrollen der Implantate (z. B. im 1- oder 2-Jahres-Rhythmus) trotz subjektiver Beschwerdefreiheit sinnvoll. Ein (Teil-) Prothesenaustausch ist bei einer erheblichen Lockerung mit drohendem Knochenverlust erforderlich.

Wie bei allen Kunstgelenken beobachtet man seltener einen Abrieb der Polyethylenkomponenten der Prothetik. Hierbei werden nach längerer Laufzeit der Prothese zunächst mikroskopisch kleinste Partikel aus dem Verbund gerissen. Dieser Prozess beschleunigt sich, sodass schließlich größere Mengen an Kunststoffpartikeln im Kunstgelenk vorliegen. Als Antwort des körpereigenen Immunsystems folgt eine sogenannte Fremdkörperreaktion; ein Polyethylengranulom entsteht. Dies stellt einen der häufigsten Gründe für eine aseptische (nicht infektbedingte) Lockerung des Implantates dar.

12.9 Implantatallergie

Die allermeisten implantierten Prothesen werden sehr gut vertragen. Statistisch liegt das Risiko einer Implantatunverträglichkeit noch deutlich unter dem Risiko der schon seltenen Infektkomplikation.

Manche Patienten berichten über eine Metallallergie, die ihnen beispielsweise bei einem vernickelten Kleidungsknopf, der Hautkontakt hatte, aufgefallen ist. Keinesfalls darf man jedoch bei einer Hautreaktion auf Metalle (sogenannte exogene Allergie) auf eine Implantatallergie-gefahr (endogene Allergie) schließen. Im Zweifelsfall kann bei einem allergologisch spezialisierten Hautarzt (Dermatologen/ Allergologen) ein entsprechender Test durchgeführt werden.

Bevor nach einer Prothesenimplantation an eine Implantatallergie gedacht wird, müssen weitaus häufigere Ursachen für Beschwerden wie

WebTipp
Weitere Informationen erhalten Sie über den Arbeitskreis Implantatallergie (AK20) der Deutschen Gesellschaft für Orthopädie und orthopädische Chirurgie unter **www.dgooc.de.**

entzündliche Veränderungen, Schwellung und Schmerz differenzial-diagnostisch ausgeschlossen werden. Besonders geht es hier um den Ausschluss einer chronisch verlaufenden Minimalinfektion („low grade"-Infektion). Hierunter versteht man ein infektiöses Geschehen im operierten Gelenk, welches durch zumeist bakterielle Erreger verursacht wird, die wenig aggressiv sind. Solche Infektionen laufen ohne die für den medizinischen Laien erkennbaren Prozesse wie Eiterung oder allgemeine Entzündungszeichen (Fieber, Sepsis o.ä.) ab. Der Nachweis einer „low grade"-Infektion ist oft schwierig: Trotz mehrfacher Punktion am Gelenk gelingt ein Keimnachweis nicht immer. Hierbei ist die Zusammenarbeit mit einem kompetenten Labor unerlässlich.

Mechanische Probleme sind weitaus häufiger die Ursache für Beschwerden, welche nach der Operation auftreten. Im Falle des Schultergelenks können Funktionsbeeinträchtigungen infolge von Einklemmung (Impingementsyndrom) oder Verrenkungen mit Blockierungen Ursache der Beschwerden sein.

Bleibt so lediglich die Implantatallergie als mögliche Ursache übrig, so sollte ein Hauttest zum Nachweis allergischer Reaktionen (Epikutantest) mit entsprechenden Proben (Implantatmetall- und ggf. Knochenzementreihe) durchgeführt werden. Wenn bereits eine erneute Operation an dem betreffenden Gelenk ansteht, muss unbedingt während der Operation gewonnenes Gewebe (periimplantäres Gewebe) zur späteren feingeweblichen Untersuchung aufgehoben werden. Hierbei handelt es sich um Membrangewebe, das direkt zwischen dem Implantat und dem angrenzenden Knochen liegt und Aussagen über die Gewebereaktion ermöglicht. Durch den Aufbau des „Münchner Implantatregister" über die Klinik für Dermatologie und Allergologie der Universität München werden wohl weitere Allergiecharakteristika herausgearbeitet werden.

Auslöser einer Allergie sind meistens Metalle wie Nickel, Chrom und Kobalt sowie Komponenten des eventuell verwendeten Knochenzements (Acrylate und Zusatzstoffe wie Gentamycin oder Benzoylperoxid). Wenn eine nachgewiesene Metallallergie vorliegt, sollte ein Titanimplantat eingesetzt werden.

12.10 Vermutete Behandlungsfehler

Was soll man tun, wenn man einen Behandlungsfehler vermutet? Zunächst einmal ist es wichtig, sich zu vergegenwärtigen, dass ein und dieselbe Situation völlig unterschiedlich wahrgenommen und bewertet werden kann. Im konkreten Fall heißt das: Der betroffene Patient ist mit der Behandlung bzw. dem Behandlungsergebnis (teilweise) nicht zufrieden, der Arzt hingegen ist überzeugt, korrekt gehandelt zu haben. Häufig fällt dann der erklärende Begriff eines „schicksalshaften Verlaufs". Wer hat nun Recht? Wie klärt man die Zusammenhänge? Leider ist das direkte Gespräch des Patienten mit dem Arzt oft nicht zielführend, da letzterer beispielsweise aus haftpflichtversicherungsrechtlichen Gründen im Vorfeld keinerlei Zugeständnisse hinsichtlich eines Behandlungsfehlers machen darf. Er verliert sonst womöglich seinen Versicherungsschutz. Dennoch sollte der behandelnde Arzt bzw. Operateur die erste Anlaufstelle für Ihre Probleme sein.

Zur primären Klärung eignen sich daher die von den Landesärztekammern eingesetzten gutachterlichen Schlichtungsstellen. Das Verfahren ist für die Beteiligten kostenlos. Erst danach wird klar, ob der Fall zu den Akten gelegt werden kann oder ob sich eine zivilrechtliche Klage anschließen könnte. An dieser Stelle müssen jedoch allzu euphorische Erwartungen der Patienten enttäuscht werden: Bei einer Schulteroperation, wie bei jedem operativen Eingriff, handelt es sich eben gerade nicht um einen Werkvertrag wie beispielsweise im Handwerk, bei dem der Leistungserbringer, in diesem Fall der Arzt, eine definierte Leistung schuldet, sondern der Behandlungsablauf (Einbau eines Schultergelenks) unterliegt einer schicksalshaften Komponente, die außerhalb des planbaren Bereiches liegt und damit nicht justiziabel ist.

Die Kehrseite der Medaille ist, dass sich die Zahl der vor die einzelnen Gutachterkommissonen getragenen Fälle mit bundesweit ca. 10.000 Anträgen im Jahre 2000 seit 1978 etwa verzehnfacht hat; auch wenn in etwa 70% der Fälle eine Prüfung des Sachverhaltes die geltend gemachten Ansprüche als unbegründet einstufte.

13 Kommen Kosten auf mich zu?

Der Einbau eines künstlichen Schultergelenks stellt eine Regelleistung sowohl der gesetzlichen als auch der privaten Krankenversicherer dar. Das heißt, alle regulären Kosten werden übernommen.

Ein künstliches Schultergelenk ist billiger, als sich viele Menschen vorstellen: Die Kosten setzen sich aus der Fallpauschale für das Krankenhaus und dem ärztlichen Honorar sowie im Falle der Schulteroperation aus Kosten für technische Hilfsmittel wie Lagerungsschienen etc. zusammen. Das ärztliche Honorar wird bei den gesetzlichen Krankenkassen über die kassenärztlichen Vereinigungen abgerechnet und von allen hinzugezogenen Ärzten berechnet wie Operateur, Anästhesist und hinzugezogene Konsiliarärzte anderer Disziplinen – Internist, Neurologe oder Mikrobiologe. Schließlich rechnet die Rehaklinik auch auf der Grundlage einer Fallpauschale ab.

Der Unterschied bei privat versicherten Patienten und Selbstzahlern besteht in der Regel darin, dass alle Leistungserbringer nicht über die KV (kassenärztliche Vereinigung) oder direkt mit der Krankenkasse abrechnen, sondern zunächst dem Patienten eine Rechnung stellen, die dieser an seine Privatkrankenversicherung weiterreichen kann. Dies erscheint auf den ersten Blick umständlicher, erlaubt jedoch im Gegensatz zum Verfahren der gesetzlichen Krankenversicherung eine vollständige Transparenz der erbrachten Leistungen, d.h., der Patient kann genau nachvollziehen, wer wann was gemacht hat, und überprüfen, ob das auch so stimmt. Nachteilig kann sein, dass die der ärztlichen Abrechnung zugrunde gelegte GOÄ (Gebührenordnung für Ärzte) z. T. von den Leistungserbringern (Ärzten) und Leistungserstattern (Privatversicherern) unterschiedlich interpretiert wird. Es kann so zu strittigen Differenzbeträgen kommen. Ursächlich für dieses Dilemma ist die mittlerweile als historisch zu betrachtende Gebührenordnung, die der rasanten Entwicklung der medizinischen Prozeduren nicht folgen konnte und hoffnungslos veraltet ist. Zur Zeit ist daher eine Novellierung der GOÄ im Gange, die dann die Beteiligten in naher Zukunft zufriedenstellen soll.

Viele Patienten sind verunsichert und stellen im Rahmen der OP-Vorbereitung die Frage nach eventuell zu leistenden Zuzahlungen. Auch ist oft unklar, ob durch eine Aufzahlung eine bessere Behandlung und ein besseres bzw. teureres Implantat zu bekommen ist. Hierzu sei festgestellt, dass alle über die Krankenkassen versicherten Leistungen grundsätzlich dem in Deutschland sehr hohen Standard entsprechen. Allerdings ist die genaue Definition eines solchen Standards auch Gegenstand politischer Diskussionen.

Führt man sich beide Versicherungssysteme (gesetzlich und privat) im Hinblick auf eine Schultergelenkoperation vor Augen, stellt sich direkt die Frage: Bin ich im System der GKV vernünftig bedient oder ist die Behandlung als Privatpatient überlegen? Natürlich ist es kein Geheimnis, dass die kapitalgedeckte Privatversicherung teurer ist, aber mehr und bessere Leistungen einschließt (Ein- oder Zweibettzimmer, Chefarztbehandlung, Serviceleistungen der Privatstation, aber auch optionale Leistungen wie Knochendichtemessungen etc., die im Leistungskatalog der GKV nicht enthalten sind). Leider ist sie nicht allen Menschen zugänglich, da der Eintritt in die PKV einkommensabhängig ist. Daher gebietet es die Verantwortung der Leistungserbringer, grundsätzlich die gleichen OP-Bedingungen zu schaffen und das gleiche hochwertige Implantat zu verwenden. Auch existieren jenseits des von der GKV definierten Standards zahlreiche Optionen für gesetzlich Versicherte. Man sollte sich fragen:

>> Leiste ich mir vor der OP z. B. eine Knochendichtemessung, damit die Wahl des geeigneten Implantates besser zu planen ist?

>> Möchte ich vom Chef behandelt und operiert werden?

>> Ziehe ich ein Ein- oder Zweibettzimmer einem Mehrbettzimmer vor?

>> Lohnt der Abschluss einer privaten Zusatzversicherung, um damit in den Genuss der Privatbehandlung mit allen Privilegien zu kommen? Natürlich müssten dabei die vorgeschriebenen Wartezeiten zwischen Vertragsabschluss und Operation – in der Regel neun Monate – beachtet werden.

Diese Liste ließe sich mühelos fortsetzen. Klar wird, dass sich der Patient sehr viel differenzierter mit der Problematik auseinandersetzen muss. Die aktuelle politische Debatte über die Chancen einer Kostenerstattungsregelung geht in dieselbe Richtung.

14 Welche sozialmedizinischen Vergünstigungen sind möglich?

14.1 Steuerliche Aspekte, Nachteilsausgleich

Das Bundesministerium für Arbeit und Soziales hat die Versorgungs-medizinverordnung (VersMedV) erlassen. Darin sind die versorgungs-medizinischen Grundsätze formuliert, die die Anhaltspunkte für die ärztliche Gutachtertätigkeit zum 1.1.2009 abgelöst haben und seitdem ständig überarbeitet wurden. Der operierte Patient muss beim zuständigen Versorgungsamt einen Antrag auf Feststellung einer Behinderung stellen.

Anerkennungsfähig sind nur solche Gesundheitsstörungen, die dauerhaft – also für mindestens sechs Monate – vorliegen. Dies ist sicher im Falle des endoprothetischen Schultergelenkersatzes gegeben. Gemäß der gültigen Fassung gelten nach dem Schwerbehindertenrecht (Teil 2 SGB IX) folgende Mindest-GdB-Sätze nach einer Schulterge-lenkimplantation:

>> Einseitiger Schultergelenkersatz: Grad der Behinderung (GdB) 20
>> Beiderseitiger Schultergelenkersatz: Grad der Behinderung (GdB) 40

Hierbei handelt es sich nicht um Prozentsätze wie zum Beispiel bei der Minderung der Erwerbsfähigkeit (MdE), die auf die Leistungsfähigkeit auf dem allgemeinen Arbeitsmarkt bezogen wird. Der Grad der Behinderung (GdB) stellt einen Betrag dar.

Gemäß dieser „versorgungsmedizinischen Grundsätze" wird der Schwerbehindertenstatus mit einem Grad der Behinderung (GdB) von 50 erreicht. Damit sind gewisse soziale Nachteilsausgleiche verbunden

---

TelefonTipp

Für weitergehende Fragen hat das Bundesministerium für Arbeit und Soziales (www.bmas.de) ein Bürgertelefon eingerichtet, z.B. bei:

>> Fragen zur Rente: Tel. 030/ 221 911 001
>> Infos für behinderte Menschen: Tel. 030/ 221 911 006

wie Steuererleichterungen und Einschränkungen der Kündbarkeit eines Arbeitsverhältnisses. Dieser Grad liegt aber in der Regel nicht vor, selbst wenn dem Betroffenen beide Schultergelenke ersetzt wurden. Die gesetzlichen Regelungen erlauben jedoch einen gewissen Bewertungsspielraum, der berücksichtigen soll, dass nicht alle Ergebnisse nach einem Schultergelenkersatz vergleichbar sind. So können messbare Funktionseinbußen bis hin zu Instabilitäten und daraus folgenden Gebrauchseinschränkungen zu einer höheren Bewertung führen.

14.2 Erwerbsunfähigkeitsrente und Teilerwerbsunfähigkeitsrente

Nicht erwerbsgemindert ist nach dem Gesetzestext, wer unter den üblichen Bedingungen des allgemeinen Arbeitsmarktes täglich mindestens sechs Stunden erwerbstätig sein kann. Findet man unter solch eingeschränkten Bedingungen keinen geeigneten Arbeitsplatz, so stellt dies ein Risiko dar, das in die Zuständigkeit der Arbeitslosenversicherung fällt, jedoch nicht zur Gewährung der EU-Rente befähigt. Das Risiko der Berufsunfähigkeit, z. B. als Folge einer Schultergelenkoperation, wurde per Gesetz aus dem Leistungsspektrum der Rentenversicherung herausgenommen.

In diesem Sinne lassen sich also schulterbezogen zwar zahlreiche qualitative Leistungseinschränkungen, hingegen kaum quantitative Leistungsbeeinträchtigungen formulieren. Ein schultererkrankter Patient ist demnach im Allgemeinen noch in der Lage, vollschichtig zu arbeiten. Einschränkungen werden sich aber hinsichtlich der Kraftentwicklung und Beweglichkeit ergeben. Besonders Überkopfarbeiten, wie sie zum Beispiel im Berufsbild des Stuckateurs, Elektrikers oder Malers gefordert werden, sind mit einer Schulterprothese oft nur eingeschränkt möglich

Ausnahmen bestätigen hier wie überall die Regel: So sind spezielle medizinische Konstellationen denkbar, die praktisch zu Erwerbsunfähigkeit führen. Erwerbsunfähig ist, wer nicht mehr in der Lage ist, zumindest 50% der Arbeitsleistung eines vergleichbaren Arbeitnehmers aufgrund seiner dauerhaften Beeinträchtigungen auf dem allgemeinen Arbeitsmarkt zu erbringen.

14.3 Private Unfallversicherung

Lediglich eine dauerhaft bleibende Beeinträchtigung der körperlichen Leistungsfähigkeit bzw. die verbliebene Funktionseinbuße der betroffenen Gliedmaßen rechtfertigt einen Anspruch auf eine Invaliditätsleistung. Maßgeblich sind hier allein die medizinischen Befunde.

Unfallfolgen müssen innerhalb eines Jahres ab Unfalltag eingetreten sein und mindestens drei Monate später ärztlich bescheinigt und dem Versicherungsträger mitgeteilt werden. Spätestens am Ende des dritten Unfalljahres muss der eventuell bleibende Dauerschaden reguliert werden.

Die Schadensbemessung erfolgt nach der Gliedertaxe. Der Verlust oder die vollständige Gebrauchsunfähigkeit eines Armes im Schultergelenk (Armwert) wird mit einer Invalidität nach der Gliedertaxe von 70 % bewertet. Bezogen auf die Situation nach einem Schultergelenkersatz werden folgende Armwerte vorgeschlagen (nach Thomann, Schröter, Grosser: Orthopädisch-unfallchirurgische Begutachtung. Urban & Fischer: München 2009):

>> Totalendoprothese der Schulter mit guter Funktion: 7/20 Armwert
>> Totalendoprothese der Schulter: mit konzentrischer Bewegungseinschränkung um ein Drittel: 5/10 Armwert
>> Totalendoprothese der Schulter mit konzentrischer Bewegungseinschränkung um die Hälfte: 6/10 Armwert
>> Totalendoprothese der Schulter mit nachfolgender Resektion (z. B. als Infektfolge): 7/10 Armwert

Voraussetzung bleibt natürlich die Forderung, dass die zu entschädigenden Folgen, hier also die Notwendigkeit einer Schulterprothesenimplantation, zweifelsfrei als Folgen des versicherten Unfalls nachgewiesen werden müssen. Wenn der Schaden nur teilweise Folge des versicherten Unfalls ist, muss zur eindeutigen Abgrenzung ein Gutachten erstellt werden.

14.4 Gesetzliche Unfallversicherung

Versicherungsfälle der gesetzlichen Unfallversicherung stellen Arbeitsunfälle und Berufskrankheiten dar. Träger der gesetzlichen Unfallversicherung sind die Berufsgenossenschaften. Wichtig ist in diesem Zusammenhang die Frage, ob nach der maßgeblichen Theorie der wesentlichen Bedingung der Unfall vielleicht nur den Charakter einer „unwesentlichen Teilursache" (Gelegenheitsursache) hat. In Bezug auf das Schultergelenk wäre damit eine Schulterprothesenimplantation als Folge eines Oberarmkopfbruches dann nicht versichert, wenn der angeschuldigte Oberarmkopfbruch lediglich Folge einer vom Unfall unabhängigen Schulterkopfnekrose wäre. Der Unfall z. B. in der Form einer austauschbaren Bagatellverletzung wäre dann nur unmittelbar Auslöser gewesen.

Hat sich beispielsweise eine Schultergelenkarthrose als Folge eines berufsgenossenschaftlich versicherten Unfalls (Arbeitsunfall) nach einem schultergelenknahen Knochenbruch entwickelt, so ist für deren Behandlung die zuständige Berufsgenossenschaft verantwortlicher Kostenträger. Es handelt sich dann um eine „besondere Heilbehandlung". Dabei gilt jedoch zu beachten, dass diese besondere Heilbehandlung nur von Ärzten durchgeführt werden kann, die von den Unfallversicherungsträgern gesondert beteiligt oder von diesen hinzugezogen sind (ab dem 01.01.2016 nur noch sogenannte D-Ärzte bzw. §6-Kliniken).

Ist dann die Zuständigkeit der gesetzlichen Unfallversicherung gegeben, so muss die unfallbedingte Minderung der Erwerbsfähigkeit (MdE) geschätzt werden. Es erfolgt eine abstrakte Schadensbemessung bezüglich der Beeinträchtigung der Leistungsfähigkeit auf dem gesamten Gebiet des Erwerbslebens. Etabliert haben sich sog. Eckwerttabellen. Für das Schultergelenk gilt (nach Thomann, Schröter, Grosser: Orthopädisch-unfallchirurgische Begutachtung. Urban & Fischer: München 2009):

>> Totalendoprothese der Schulter mit guter Funktion: MdE 20 %. Allerdings sind Erhöhungen bei nachgewiesener Funktionsstörung bis zum Erreichen der Erwerbsunfähigkeit (MdE 50 %) möglich.

15 Ausblick

Die Schulterchirurgie entwickelt sich rasant weiter, was nicht zuletzt auf den stetig steigenden Anspruch der Patienten auf ein bis ins hohe Alter funktionierendes Schultergelenk zurückzuführen ist.

Die Fortschritte betreffen sowohl das ärztliche Detailwissen und die handwerkliche Kunst als auch die Entwicklungen der Industrie. So werden immer elegantere und verschleißärmere Produkte auf den Markt gebracht.

Wesentlich ist auch die ständige qualitative Weiterentwicklung der Operationssäle und der Krankenhäuser. So hat sich insbesondere die Hygiene enorm verbessert und wird zunehmend auch staatlich kontrolliert.

Das immer genauere Verständnis der Biomechanik des Schultergelenks führt zu immer präziseren technischen Ausführungen des Kunstgelenks. Daneben werden auch die chirurgischen Instrumente immer vielfältiger und filigraner, was immer schonendere Operationen ermöglicht. Dies führt auf ärztlicher Seite zu einer zunehmenden Spezialisierung der Operateure innerhalb ihres Fachgebiets. Dieser Trend wird seit vielen Jahren beobachtet, birgt jedoch in sich neben vielen offensichtlichen Vorteilen auch Nachteile. So fehlen zunehmend sog. „Generalisten", die noch über ihren Tellerrand hinausschauen können. Das kann fatal enden, denn ein Schulterspezialist wird gern Schultern operieren; das ist sein Beruf und sein Geschäft. Die Gefahr besteht darin, dass eventuell so mancher ärztlicher Kollege nach dem Prinzip verfährt: „Wenn Du einen Hammer hast, sieht alles wie ein Nagel aus". Um hier eine Lösung herbeizuführen, muss man an die ärztliche Ethik appellieren.

Trotz dieser kritischen Bemerkungen bin ich davon überzeugt, dass die große Mehrheit der Kollegen Ihren Beruf ernsthaft wahrnimmt und sich der enormen Verantwortung bewusst ist.

Fachbegriffe

Arthroplastisches Verfahren: Minimalinvasiver Eingriff zur Beseitigung kleinerer mechanischer Störfaktoren im Gelenk. Es wird noch kein Implantat verwendet.

Aufwachstation: Meist dem Operationssaal angegliederter Raum, in dem die Patienten nach einer Schultergelenkoperation überwacht werden, bis sie vollständig aus der Narkose aufgewacht sind. Kontinuierliche Messung von Blutdruck, Puls und evtl. Sauerstoffsättigung. Erst nach Stabilisierung wird der Patient auf die Normalstation verlegt.

Arthrose: → Schultergelenkarthrose

Arthroskopie: → Schultergelenkspiegelung

Biofilm: Von Mikroorganismen, in der Regel Bakterien erzeugte Schleimschicht. Entsteht innerhalb von Minuten oder Stunden, wenn ein Kunstimplantat bakteriell besiedelt wird. Die Bakterien schützen sich so vor Abwehrreaktionen des Körpers und sind u. a. für Antibiotika schlecht erreichbar. Das Eintreten einer tiefen Schulterinfektion erfordert rasches chirurgisches Vorgehen mit Entfernung des Implantates zur Sanierung des Biofilms.

Cell saver: Medizinisches Gerät, das während der Schulteroperation verlorengegangenes, eigenes Blut zentrifugiert und reinigt und es dem Körper wieder zuführt. Damit sinkt der Bedarf an Fremdblutspenden und Bluttransfusionen.

Computertomografie (CT): Bildgebendes Verfahren in der Radiologie. Das computergestützte Schnittbildverfahren verwendet Röntgenstrahlen oder andere ionisierende Strahlen. Schwerpunkt ist die Darstellung feiner knöcherner Strukturen. Ein Nachteil ist die Strahlenbelastung des Patienten.

Endoprothese: → Prothese

Epikutantest: Allergietest auf der Haut, um zu ermitteln, ob und bei welchen Substanzen eine Kontaktallergie vorliegt. Kann vor einer Schulterimplantation durchgeführt werden, um erste Erkenntnisse für das Vorliegen einer Metallunverträglichkeit zu erlangen. Es ist aber nicht statthaft, von einer Hautreaktion direkt auf eine Implantatallergie zu schließen (→ Implantatallergie).

Fallpauschale: Form der Vergütung von Leistungen im Krankenhaus, bei der die Krankenkasse pro Behandlungsfall pauschal zahlt – also unabhängig von Art und Menge der tatsächlich erbrachten Einzelleistungen. Erfolgt z. B. bei einer Schultergelenksoperation.

Gleitpaarung: → Inlay. Zwischen Pfanneninlay und Oberarmkopf findet der eigentliche Abrieb bei der Bewegung statt, der die Standzeit (→ Standzeit) der Schulterprothese wesentlich bestimmt.

Granulom: Entzündungsbedingte knötchenförmige Gewebeneubildung. Bei Freisetzung von Polyethylenpartikeln aus einer verschlissenen Pfanne kann der Körper als Reaktion die kleinen Fremdkörper abkapseln und ein entzündliches Granulom entwickeln. Folgeschäden sind möglich und erfordern evtl. eine Wechseloperation mit Austausch des Polyethylenlagers oder gar der gesamten Prothese.

Heparininjektion: Heparinspritze zur Thromboseprophylaxe (→ Thrombose). Da eine schultergelenknahe Operation wie der Ersatz des Schultergelenks mit einer erhöhten Thrombosegefahr einhergeht, ist für die Dauer des Krankenhausaufenthalts und der nachfolgenden Rehabilitation konsequentes Spritzen moderner niedermolekularer Heparine erforderlich. Subkutane Verabreichung (unter die Haut). Bei Marcumarpatienten kommt Heparin schon vor dem Eingriff zum Einsatz, um das Marcumar rechtzeitig absetzen zu können.

Schultergelenkersatz: Einbau eines künstlichen Schultergelenkes.

Hyaluronsäureinjektion: Einspritzung von Hyaluronsäurepräparaten in arthrosegeschädigte Gelenke (→ Schultergelenkarthrose), um das Gelenk zu schmieren und als Stoßdämpfer zu wirken (Knorpeltherapie). Hyaluronsäure ist ein Glycosaminglycan, das einen wichtigen Bestandteil des Bindegewebes darstellt. Sie ist Hauptbestandteil der Gelenkflüssigkeit und wirkt als Schmiermittel bei allen Gelenkbewegungen.

Hybridverfahren: Zwei unterschiedliche Verankerungsverfahren werden gleichzeitig eingesetzt. Beispielsweise wird die künstliche Schultergelenkpfanne zementiert eingebracht, der Schulterschaft aber zementfrei implantiert.

IGeL: Individuelle Gesundheitsleistung. Angebote der Medizin, die nicht durch die gesetzlichen Krankenkassen und teilweise auch nicht von den privaten Krankenkassen übernommen werden. Die Tatsache, dass IGeL-Leistungen nicht von den Krankenkassen übernommen werden, bedeutet nicht automatisch, dass es sich um unsinnige Leistungen handelt. Sinnvoll im Bereich Schulterendoprothetik ist die präoperative Knochendichtemessung. Hingegen gibt es individuelle Gesundheitsleistungen, die wohl am ökonomischen Interesse der Leistungsanbieter ausgerichtet sind.

Implantatallergie: Reaktion des Organismus auf die implantierten Prothesenbestandteile, i.A. auf die Metalllegierungen. Ist unter Verwendung von modernen titanlegierten Implantaten äußerst selten und muss sorgfältig von den wesentlich häufigeren entzündlichen Veränderungen abgegrenzt werden. Im Falle einer vermuteten Implantatallergie gibt es eine entsprechende Empfehlung für das weitere Vorgehen.

Inert: Als chemisch „inert" bezeichnet man Substanzen, die unter gegebenen Bedingungen mit potenziellen Reaktionspartnern nicht oder nur in äußerst geringem Maße reagieren. Im Falle der Schulterprothetik gilt das Metall Titan als chemisch inert: Titanprothesen werden vom Organismus in der Regel sehr gut vertragen; eine für den Organismus schädigende Wechselwirkung kann weitgehend ausgeschlossen werden. Titan findet auch in anderen Bereichen, wie Zahnheilkunde und HNO-Heilkunde, Verwendung.

Inkongruenz: Im Falle der Schultergelenkarthrose strukturelle Veränderungen der am Gelenk beteiligten Knochen, die die Belastungszone des Gelenks mindern, sodass auch die unter Normalbedingungen auftretenden Drücke ausreichen, um den Gelenkknorpel dauerhaft zu schädigen. Es kommt zur Arthrose, da aufgrund des Verlustes der Formschlüssigkeit des Gelenks dieses dann mittels eines Kunstgelenks ersetzt werden muss.

Instabilität: Instabiles Schultergelenk: Unvollständiges Herausgleiten des Oberarmkopfes aus der Pfanne, ohne dass es zur kompletten Verrenkung → Luxation) kommt. Ist im Allgemeinen muskulär bedingt und kann durch Muskeltraining wieder kompensiert werden.

Interface: Knochen-Implantat-Interface: Grenzzone zwischen Schultergelenkimplantat und umgebenden Knochen. Im Falle einer zementfreien Prothesenimplantation soll hier der körpereigene Knochen an die Titanoberfläche des Implantats heranwachsen. Im Falle einer zementierten Schultergelenkprothese wird das Interface durch den Knochenzement ausgefüllt. Die Beschaffenheit des Interfaces ist zur Beurteilung der Standfestigkeit eines Implantates wichtig.

Inlay: Einsatz aus Polyethylen, Keramik oder Metall in die implantierte Schultergelenkpfanne.

Kernspintomografie (MRT, MR): Bildgebendes Verfahren. Magnetresonanztomografie. Schnittbildverfahren, das starke Magnetfelder und elektromagnetische Wechselfelder im Radiofrequenzbereich verwendet. Lässt eine Beurteilung der Organe zu, kann Knorpel sowie die Durchblutungs- und Ernährungsverhältnisse von Gelenken und Knochen darstellen. Keine Strahlenbelastung für den Patienten.

Knochendichtemessung: Osteodensitometrie. Verfahren zur Bestimmung der Dichte bzw. des Kalksalzgehalts eines bestimmten

Knochens. Bei einem verminderten Kalksalzgehalt besteht ein erhöhtes Risiko für Knochenbrüche. Damit ist das Anwendungsgebiet der Knochendichtemessung in erster Linie die Osteoporosediagnostik (→ Osteoporose). Im Vorfeld einer Schultergelenkersatzoperation ist die Kenntnis der Knochenqualität für die Wahl des Implantates (zementfrei/zementiert) von großer Bedeutung.

Knochen-Implantat-Interface: → Interface

Kontraktur: Verkürzung bestimmter gelenkumgebender Weichteilstrukturen, die zu einer Bewegungseinschränkung und somit Einsteifung des Gelenks führt.

Low-grade-Infektion: Durch weniger aggressive Bakterien verursachte Infektion, die noch im begrenzten Umfang durch die körpereigenen Abwehrmechanismen unter Kontrolle gehalten werden kann. Keine dramatischen Allgemeinerscheinungen wie Fieber, Rötung und Sekretförderung. Sie verursacht dennoch Beschwerden und führt zu einer langsamen Auslockerung des Implantats. Entsprechende radiologische Abklärung und gegebenenfalls Punktion mit Laboruntersuchung muss durchgeführt werden.

Luxation: Verrenkung. Auskugeln des künstlichen Schultergelenks, wobei sich v.a. bei der Kombination aus tiefer Beuge- und Rotationsbewegung der künstliche Oberarmkopf aus der Pfanne herausbewegt. Kann insbesondere in der Frühphase nach Schultergelenkoperation passieren, bis sich eine stabile neue Gelenkkapsel gebildet hat. Um weitere Luxationen zu vermeiden, sollte der Patient danach konsequent krankengymnastische Übungen zur Kräftigung der schulterstabilisierenden Muskulatur durchführen.

Minimalinvasiv: Mit kleinstmöglichem Trauma. Minimalinvasive Operationstechniken haben sich in den letzten Jahren durchgesetzt. Durch spezielle Techniken kann man die früher üblichen großen Schnittführungen mit großflächigen Muskelablösungen vermeiden.

MRT, MR: → Kernspintomografie

Osteomyelitis: Infektiöse Entzündung des Knochenmarks. In der Mehrzahl der Fälle sind sowohl Knochenmark als auch Knochen betroffen. Es handelt sich um sehr ernste Erkrankungen, die fast immer operativ behandelt werden müssen. Häufig wird das betroffene Gelenk selbst nach optimaler Therapie schwer geschädigt, was in einer Schultergelenksarthrose mündet (→ Schultergelenkarthrose).

Osteoporose: Knochenschwund. Häufige Alterserkrankung des Knochens. Gekennzeichnet durch einen übermäßig raschen Abbau der Knochensubstanz. Daraus folgt eine erhöhte Bruchanfälligkeit, die das ganze Skelett betreffen kann. Da eine Osteoporose zunächst unerkannt vorliegen kann, wird in meiner Klinik vor Schultergelenkersatz eine Knochendichtemessung durchgeführt (→ Knochendichtemessung).

Prothese: → Schulterprothese. Als „Endo"-Prothese wird ein Implantat bezeichnet, das im Körper operativ verankert wird. Davon unterscheidet man die „Exo"-Prothese, also z. B. einen Kunstarm nach einer Amputation.

Rehabilitation: Im Rahmen einer Anschlussheilbehandlung übliches Nachsorgekonzept nach der Operation und dem Aufenthalt in der Akutklinik. Dauer ca. 3 Wochen.

Reposition: Einrenkung eines ausgekugelten Schultergelenks. Muss erfolgen, wenn eine Verrenkung bzw. Luxation am künstlichen Schultergelenk geschehen ist. Im Allgemeinen erfolgt dies ohne operative Öffnung (geschlossen) in kurzer Narkose.

Revisions- und Wechseleingriffe: Nach Schultergelenkoperation weitere oder sogar mehrmalige Operationen am betroffenen Gelenk. Kann dabei das Schulterimplantat belassen werden, spricht man von einem Revisionseingriff (von lat. „revidere" = erneut einsehen). Unter Umständen sind der Ausbau des alten Implantats und der Einbau eines neuen Implantats notwendig (Wechseloperation). Solche Eingriffe können nach Erreichen der Standzeit (= Lebensdauer) einer Schultergelenkprothese erforderlich sein oder bei Komplikationen bereits vorher. Die schwerste Komplikation, die zu einem Revisionseingriff führt, ist die Infektion des Wundgebietes. Auch Verschleiß von Prothesenanteilen wie Pfanneninlay und Kopf können Anlass sein.

Rotationseinschränkung: Einschränkung der Drehbewegung im Schultergelenk.

Schultergelenkarthrose: Schultergelenkverschleiß. Degenerative Erkrankung des Schultergelenks insbesondere im hohen Alter. Der Verschleiß geht mit einer Schädigung von Knorpeloberfläche, Schulterpfanne und Oberarmkopf einher. Ursächlich ist ein Missverhältnis zwischen Gelenkbelastung und Belastbarkeit des Knorpels. Muss im höheren Alter häufig mit einem künstlichen Gelenk operativ versorgt werden.

Subluxationsphänomene: → Instabilität.

Standzeit: Zeitdauer, die eine Prothese im Körper verbleibt. Die Standzeit moderner Schulterprothesen sollte mindestens 15 bis 20 Jahre erreichen.

Thrombose: Verschluss eines Blutgefäßes durch ein Blutgerinnsel. Mögliche Komplikation bei Schultergelenkoperation. Es besteht die Gefahr einer Embolie mit möglicherweise tödlichem Ausgang. Daher erfolgt bei Schulteroperationen routinemäßig eine Thromboseprophylaxe durch Spritzen moderner niedermolekularer Heparine und Frühmobilisierung des Patienten (→ Heparininjektion).

Totalendoprothese: Ersatz von Oberarmkopf und Schultergelenkpfanne. Im Gegensatz z. B. zu Kopfprothesen, bei denen nur der Oberarmkopf ersetzt wird.

Wechseleingriff: → Revisions- und Wechseleingriffe.

Der Autor

Dr. med. Robert Kipping, Jahrgang 1960, studierte in Bonn, Hamburg und München Humanmedizin. Seine Assistenzarztzeit absolvierte er in den Bereichen Unfallchirurgie und Orthopädie sowie operativer Rheumatologie. Nach der Facharztprüfung für Orthopädie am Rotkreuzklinikum München arbeitete er dort zuletzt als Oberarzt, bis zur Eröffnung seiner Praxis und der Übernahme der Belegabteilung Orthopädie und Endoprothetik an der WolfartKlinik in München-Gräfelfing im Jahr 1996.

Später folgten der Erwerb des Facharztes für Orthopädie und Unfallchirurgie sowie weitere Zusatzqualifikationen wie „spezielle operative Orthopädie", „Physikalische Therapie", „Sportmedizin", „Skelettradiologie" und „Chirotherapie" .

Die Bestellung als H-Arzt der Berufsgenossenschaften erfolgte bereits 1996 und wurde mit Wirkung zum 01.01.2016 in den D-Arzt umgewandelt. Zudem ist er als Gutachter für die Sozialgerichte München, Augsburg und Landshut, das Bayerische Landessozialgericht und verschiedene Privatversicherer tätig.

Dr. med. Robert Kipping ist Mitglied nationaler und internationaler Fachgesellschaften.

Unter seiner Leitung werden heute jährlich etwa 1700 stationäre und ambulante Operationen durchgeführt; davon nimmt er ca. 900 Eingriffe des Knie-, Hüft- und Schultergelenkes einschließlich aufwändiger Wechsel- und Umstellungsoperationen selbst vor. Mehr als 15.000 Kunstgelenke an Hüfte, Knie und Schulter hat der Autor bislang selbst implantiert.

Printed in the United States
By Bookmasters